中医药畅销书选粹·方药存真

华佗神医秘方

杨仓良 整理

中国中医药出版社·北京

U0346394

图书在版编目（CIP）数据

华佗神医秘方/杨仓良整理. —2版. —北京：中国中医
药出版社，2012.1（2019.7重印）
（中医药畅销书选粹·方药存真）
ISBN 978 - 7 - 5132 - 0608 - 2

Ⅰ. ①华…　Ⅱ. ①杨…　Ⅲ. ①方书 - 中国—东汉时代
Ⅳ. ①R289. 334. 2

中国版本图书馆 CIP 数据核字（2011）第 207551 号

中国中医药出版社出版
北京经济技术开发区科创十三街 31 号院二区 8 号楼
邮政编码　100176
传真　010 64405750
三河市同力彩印有限公司印刷
各地新华书店经销

*

开本 880×1230　1/32　印张 8.5　字数 218 千字
2012 年 1 月第 2 版　2019 年 7 月第 4 次印刷
书号　ISBN 978 - 7 - 5132 - 0608 - 2

*

定价　29.00 元
网址　www.cptcm.com

出版者的话

　　中国中医药出版社作为直属于国家中医药管理局的唯一国家级中医药专业出版社，自创办以来，始终定位于"弘扬中医药文化的窗口，交流中医药学术的阵地，传播中医药文化的载体，培养中医药人才的摇篮"，不断锐意进取，实现了由小到大、由弱到强、由稚嫩到成熟的跨越式发展，短短的 20 多年间累计出版图书 3600 余种，出书范围涉及全国各级各类中医药教材和教学参考书；中医药理论、临床著作，科普读物；中医药古籍点校、注释、语译；中医药译著和少数民族文本；中医药政策法规汇编、年鉴等。基本实现了"只要是中医药书我社最多，只要是中医药教材我社最全，只要是中医药书我社最有权威性"的目标，在中医药界和社会上产生了广泛的影响。2009 年我社被国家新闻出版总署评为"全国百佳图书出版单位"。

　　为了进一步扩大我社中医药图书的传播效应，充分利用优秀中医药图书的价值，满足更多读者，尤其是一线中医药工作者的需求，我们在努力策划、出版更多更好新书的同时，从早期出版的专业学术图书中精心挑选了一批读者喜欢、篇幅适中、至今仍有很高实用价值和指导意义的品种，以"中医药畅销书选粹"系列图书的形式重新统一修订、刊印。整套图书约 100 种，根据内容大致分为七个专辑："入门进阶"主要是中医入门、启蒙进阶类基础读物；"医经索微"是对中医经典的体悟、阐释；"名医传薪"记录、传承名医大家宝贵的临证经验；"针推精华"精选针灸、推拿临床经验；"特技绝活"展现传统中医丰富多样的特色疗法；"方药存真"则是中药、方剂的精编和临床应用；"临证精华"汇集临床各科精妙之法。可以说基本涵盖了中医各主要学科领域，对于广大读者学习中医、认识中医和应用中医大有裨益。

今年是"十二五计划"的开局之年，我们将牢牢抓住机遇，迎接挑战，不断创新，不辱中医药出版人的使命，出版更多、更好的中医药图书，为弘扬、传播中医药文化知识作出更大的贡献。

中国中医药出版社

2012 年 1 月

前　言

　　华佗，又名旉，字元化。沛国谯（今安徽亳县）人。生于公元二世纪，他是后汉、三国时期一位杰出的医学家，通晓内、外、妇、儿、针灸等科，尤其长于外科，对我国医学的发展有着重要贡献。华佗行医遍及江苏、山东、河南、安徽等地区，深受群众的喜爱和推崇。当时的官僚、统治者亦很器重他。如曹操患头风屡治不效，华佗予以针治，疼痛立止，曹操便强留华佗做侍医，不从，终为曹操所杀害。华佗的弟子有三人，即吴普、李当之、樊阿，他们皆有较大的成就。

　　《华佗神医秘方》，上海明华书局印行，"民国"三十七年一月出版。封面题："扁鹊楼藏，海内孤本，《华佗神医奇书》"，目录则以"华佗神医秘方真传"为题。目次共分为12编。第一编，伤寒门；第二编，内科门；第三编，外科门；第四编，妇科门；第五编，幼科门；第六编，伤科门；第七编，急救奇病门；第八编，眼科门；第九编，喉科门；第十编，牙科门；第十一编，耳鼻唇舌门；第十二编，皮肤门。

　　全书共方千余首，多属"简、便、验、廉"，取之极易，用之极效的单方、验方及经方。本书更为可贵的是，是处方以证为纲，次叙病机病证，然后立方，尤其对一些奇、难、怪症的描述，为临床以方选证、以证选方提供了依据，故有较高的临床应用价值。

华佗一生重于临床，擅长内、外、妇、儿、针灸等各科，在临证或治法上均不偏废，善根据病情辨证地选药配方，或药或针，或洗，或剑破腹背，抽割积聚，用"药"精而配方神妙，用"法"简而轻巧奇特，故而多有神奇疗效，被后世称为"神医"。

古书载华佗离绝时，将方书予狱吏，狱吏畏法不敢受，佗即索火烧之，由是多判定华佗无遗世之作。然由此而定，于理不通，华佗被曹操召而捕之，不会尽携方书入狱，烧之者可能仅为随身之笔录，华佗有弟子三人，且皆随之多年，岂能无方术传之于徒。另唐代孙思邈之《千金方》、王焘之《外台秘要》皆引用了华佗的遗方；明代李时珍《本草纲目》引《华佗方》十卷；王肯堂《证治准绳》引华佗的"观眼识病"法，《外科证治全生集》则引华佗治闪腰岔气的特效验方。由是可见华佗的医药方书确有后传。

从书名"神医"称谓看，本书显然为他人整理之作，其作者不详。我们尊"古为今用"的方针，挖掘整理出版本书的目的在于为临床服务，为患者服务，为人类的健康事业做一些有益的工作。

还应看到，由于受历史条件及后世编撰意图的影响，书中部分方药有夸大疗效的情况，如"神奇无比"，"神效"，"一二剂尽愈"等，此皆缺乏科学态度也；部分方剂则有秽污，甚至有一些迷信观点，这些均是由于历史客观条件的影响所致。为了保持原书原貌，本书均未删减，希望读者从中吸取精华，去其糟粕，多研究，多验证，在实践中进行检验。

值得强调的是，本书所载秘方据其用药主证分析，多能符合中药之药理指征，且部分药方经笔者试用后，确有效验，可见其多有临床价值。然病有阴阳表里、虚实寒热以及脏腑、体质、男女之不同，且为古方，故不可能尽对现症。因此，临证选方时，应以中医理论为基础，进行辨证选择，方能切中病机，尤其是患者自用时，应在有经验的医师指导下进行，切忌按图索骥，盲目应用，以免影响临床效果或造成不良后果。

原书比较粗糙，错误较多，在整理过程中部分内容有更正。

本文意在作为一个引子，将本书的主要内容及特点介绍给大家，希能作为参考。如能帮助读者在临床解决一两个实际问题，本人的点校之愿即足矣！限于时间仓促，不足或错谬之处，敬请读者不吝指教。

杨仓良

1992 年 10 月

目 录

第一编　伤寒门

伤寒病方

伤寒症

　　伤寒传变，症候繁多，大抵自霜降后春分前寒邪所感者，为正伤寒；春夏别感者，谓之四时伤寒。而兼杂症，惟得病之初宜先审辨，则调理不差。夫伤寒症候大类伤暑，但伤寒恶寒而身寒，伤暑恶热而身热，脉紧恶寒谓之伤寒，脉缓恶风谓之伤风，脉盛壮热谓之热病，脉虚身热谓之伤暑，伤暑脉浮大而散，或弦而迟。盖热伤气散，而脉虚也，外症见头痛、身热、烦渴、口干、面垢、自汗、倦怠、少气，或背寒恶寒，甚则迷闷不省，手足抽动，或呕泻、腹痛、下血、发黄、出斑等症。行路得之为中热，静室得之为伤暑。又胸膈胀满，头痛发热，时有止歇者，劳役食积也。惟头痛、恶寒、发热、身足酸痛昼夜不歇，伤寒也。依此看过果系伤寒，若无良医，幸莫用药。盖此症死于病者少，而死于药者多。惟宜密室避风，勿食粥饭米粒，谨静自守，只以姜汁、热酒或姜茶等类与饮，待七日，传遍经络，虽不服药亦自然痊愈。古云：伤寒不药，得中医，正所谓也。至于过经传、隔经传、两感传之症，病本至危，尤非良医不治。若用药一误，是速之死耳，可不慎欤。

阴症伤寒

以下各方非因阴症而起者，无论男女亦治。阴症伤寒，即夹色伤寒，俗称夹阴伤寒，男女交合后，或外受风寒，或内食生冷等物，以致肚腹疼痛，男子肾囊内缩，女子乳头内缩，或手足挛曲紫黑，甚则牙紧气绝，谓之阴症伤寒。急用砖烧红，隔布数层，在肚腹上熨之，或照后葱熨法治之，轻则用后蛋熨法治之。

又方：男妇交合后，阳物缩入，绞痛欲死者，急取本妇阴毛烧灰，水调服，并取洗阴户水饮之，此急救良方。不可嫌秽自误，以速为妙，迟不能救矣。

又方：纹银一块，捶扁烧红，如病人未绝气，止烧滚热放在脐上，再用鸽一只，连毛破开，不去肠，包于银上，用布缚住，以手按紧，即愈。若人已死，揭鸽看视，如鸽青银黑，另换鸽银再包，即愈。如无银只用鸽，无鸽改用鸡亦可。

又方，胡椒四十九粒，连须葱头四十九个。共捣成泥，加锅底烟，又名百草霜，取烧草佳，一撮，再捣匀分二处布摊，一贴脐上，一贴龟头，用线捆住，少顷即愈。

又方：胡椒四十九粒，飞矾一钱，黄丹一钱，共研细末，以好酒和为丸，男置左手心，女置右手心，正对阴眼合之，紧紧按定，少顷腹内燥热，不可摇动，即愈，女人尤效。

又方：以布贴脐上，取滚水一壶熨之。

又方：急使小儿溺小便于病人床前，令人用足，男左女右，将尿浸湿泥推擦，成为饼，敷脐上，再用滚水一罐，在泥饼上熨之，甚效。

又方：用武营鸟枪火药二钱，研碎滚水冲服，热酒冲服更妙，如得吐泻，即可回生。此症寒中三阴，命在须臾，非此猛烈之药驱寒回阳，不能急救，此方屡试甚验，不可迟疑误事。此药必以武营为佳，爆竹店火药功缓无力。

又方：纯阳救苦汤。生姜一块，约二三两者，切片，大黑豆三合，炒热。用水三碗，同黑豆煮数滚，沥去姜、豆不用，取汁服之，汗出即愈，神效。

又方：白术三两，肉桂三钱，丁香、吴萸各一钱。水煎服一剂，而阴消阳回，不必再剂。此方名荡寒汤。妙在独用白术之多，则腰脐之气大利。又用一肉桂，以温热其命门之火，丁香、吴萸更止呕逆，而反厥逆则阴寒之邪，自怎潜消，故一剂而即愈也。

又方：人参五钱，白术三两，附子一两，干姜五钱，肉桂六钱，水煎急灌之。此症最重最急，若不用此等猛烈大热重剂，斩关直入，何以逐阴寒而追亡魂，祛毒气而夺阳魂，故人参犹可少用，而术附不可不多。况贫寒之家，无力买参，故方中又特多用白术以驱驾，桂附以成其祛除扫荡之功，而奏返魄还魂之效。无人参以高丽参代之，或用顶上党参一两亦可。

又方：峭蛱虫七支（即鼻涕虫），擂烂滚水冲隔去渣，温服，有起死回生之功。

又方：人参、干姜各一两，生附子一枚剖为八片，水四碗半煎取一碗，炖服，须臾自脉出而身温矣。

伤寒阴阳易成

本症为男女伤寒病，新差未平，与之交接而得病者。其在男子病新差未平复，而妇人与之交接得病者，名阳易；妇人病新差未平复，而男子与之交接得病者，名阴易。其状身重，小腹里急，或引阴中拘挛，热上冲胸，头重不能举，眼内生眵，四肢拘急，不速治多死。妇人阳易方，宜用干姜四两捣末，汤和一顿服，温覆汗出得解。男子阴易，宜用薤一大握，猳鼠粪十四枚，以水五升，煮取二升，尽饮之，温卧汗出便愈。又男子阴易，可取女人中裈近隐处烧之，取其灰为散，服方寸匕，日三，小便即利，阴头微肿，此为愈矣。若女人病，可取男人裈如前法，酒水服。

伤寒初起

伤寒始得一日，在皮当摩膏，火灸即愈。若不解者，至二日在肤可法针，服解肌散发汗，汗出即愈。若不解者，至三日在肌复发汗则愈。若不解者，止勿发汗也。至四日在胸宜服藜芦丸，微吐则愈。若更困，藜芦丸不能吐者，服小豆瓜蒂散吐之则愈。视病尚未醒者，复一法针之，五日在腹，六日入胃，入胃则可下也。又伤寒初起时，用柴胡、白芍、茯苓、甘草、桂枝、麻黄各一钱，当归二钱，陈皮五分，水煎服极效。

又方：伤寒初起，头痛咳嗽，发热憎寒，可用淡豆豉一钱，葱头七个，煎服即愈。

伤寒发斑

伤寒内发斑，身热心如火，口渴呼水，气喘舌燥，是为阳火焚于胃口，宜用大剂寒凉扑灭之。方用元参三两，黄芩一两，麦冬三两，升麻二钱，防风、天花粉、青黛、生甘草各三钱，生地一两，桑白皮五钱，苏叶一钱，一剂即消大半，二剂痊愈。

按：此方虽传自神仙，惟升麻用至二钱，余药亦用至数两，用者大宜斟酌，不可泥古。

伤寒口渴

用百合一斤水泡一夜，煮汤洗身，并以百合食之能效。

伤寒发黄

生姜火煨去皮，布包扭汁，蘸香油点两目大小眼角，效。

又方：用麻黄一握去节，绵裹陈酒五升，煮取半升炖服，取小汗，春日可用水煎。

伤寒结胸

伤寒结胸者，为热毒气结于心胸也。此乃病发于阳而早下，热气乘虚而痞结不散也，按之痛，寸脉浮，关脉沉是也。可用蜀大黄半斤，葶苈子半升（熬），杏仁半升（去皮尖熬令赤黑色），芒硝半升。上四味捣筛二味，杏仁和芒硝研如泥，和散合剂，丸如弹子大，每服一丸，用甘逐末一钱匕，白蜜一两，水二升，同煮取一升，温炖服之，一宿乃自下，如不下，更服取下为要，或用瓜蒌一枚捶碎，入甘草一钱，同煎服之，极神效。

伤寒谵语

用大黄四两，厚朴二两（炙），枳实三枚（炙），以水四升，煮取一升二合，去滓分温再服，若一服得利，谵语止，勿服之也。

伤寒无汗

伤寒无汗，凡初觉头痛身热脉洪者是也，用葱汤煮米粥，入盐豉食之，取汗极效。

又方：大梨一枚，生姜一小块，同捣取汁入童便一碗，重汤煮熟服。

凡患伤寒，一日至三日不汗者，宜用葛根半斤，乌梅十四枚，葱白一握，豉一升绵裹，以水九升煮取三升，分为三服，初一服便厚覆取汗，汗出则愈。

伤寒发狂

凡伤寒热极发狂，惊悸恍惚，可急用石膏二钱，黄连一钱为末，煎甘草水待冷服下极效。又方：大蚯蚓半斤，去泥，用童便煮汁饮，或生绞汁兑童便饮亦有效。

又方：灶心土煎水，日服三次即愈。或用癞虾蟆贴心上即愈。

伤寒搐搦

本症为汗后覆盖不密，致腰背及四肢搐搦，用牛蒡根十条，加麻黄、牛膝、天南星各六钱，锉细，再入陈酒一碗，于盆内同研，以新布绞汁，以炭火烧药至黑色，取出研细，每服一钱，温酒下，日凡三服。

伤寒中寒

生附子一两，去皮脐，炮干姜一两，每服三钱，水二碗，煎至一碗温服。

伤寒血结

胸膈胀满，痛不可近，用海蛤、滑石、甘草各一两，芒硝五钱，共为末，每服二钱，鸡子白调下。

伤寒腹胀

桔梗、半夏、陈皮各三钱，姜五片，水二碗煎服。

伤寒胁痛

本症为心下痞满，痛引两胁，以芫花、甘遂、大戟等分为末，加大枣十枚，水一碗半，煎取八分，去渣，身强者服一钱，弱者五分，宜平旦（按：此即为十枣汤也，虽出自《伤寒论》，然属同期，可见广为应用也）。

伤寒头痛

干姜、防风、沙参、细辛、白术、人参、蜀椒、茯苓、麻黄、黄芩、代赭、桔梗、吴茱萸各一两，附子一枚。上（按：因原版为竖排，故称右，现改为横排后，右即为前，为上之意，以下全书同）为末，先食酒，服一钱，七日三次。

又方：用连须葱白半斤，生姜二两，水煮温服。

又方：乌梅十四枚，盐五合，水一升，煎半升，温服取吐，吐后避风最良。

伤寒喉痛

此为下部脉不至，阴阳隔绝，邪容于足少阴之经，毒气上熏，故喉咽不利，或痛而生疮。方用：半夏、炙甘草、桂心三味等分，各捣筛毕，更合捣之，以白汤饮服方寸匕，日三服。

又方：用大枣二十枚，乌梅十枚，捣入蜜丸，含一杏仁大，咽汁甚效。

伤寒下痢

伤寒腹中微痛，下痢不止。方用：秦皮三两，黄连四两，白头翁二两，阿胶三两，先以前三味入水八升，煮取二升，去滓内胶令烊，适寒温，先食饮七合，日二服，忌猪肉冷水。

伤寒小便不利

滑石二两，葶苈子一合，蒸，以水二升，煮至七合，去滓炖喝之。

伤寒便秘

大黄、厚朴（炙）各三两，枳实（炙）六斤。以水五升，煮取二升，体强者服一升，羸者服七合（按：此即《伤寒论》小承气汤也）。

伤寒舌出

以梅花片脑半分为末，搽之即收。

又方：巴豆一粒，研细去油，以纸卷纳鼻中，舌即收上。

伤寒气喘

以紫苏一把，水煮，稍稍饮之，其喘立止。或以防己、人参等分为末，桑白皮煎水服二钱。

伤寒不眠

此病为阳独盛阴偏虚之症。其候为不得眠，反覆颠倒，心内苦痛懊侬，方用：肥栀子十四枚，香豉四合，绵裹，以水四升，先煮栀子，取二升半，去滓内豉，更煮取一升半，去豉分温再服，得吐止服（按：此即《伤寒论》栀子豉汤）。

伤寒厥逆

其证为面青，四肢厥冷，腹痛身冷。用大附子二枚，炮制去皮脐，为末，每服三钱，姜汁半盏送下，以脐下如火暖为度。

伤寒呕吐

橘皮、炙甘草各一两，人参二两，生姜四两，以水六升，煮取二升，去滓分三服，忌海藻、菘菜。

伤寒呕逆

荜澄茄、高良姜各等分，为末，每二钱，水六分，煎十沸，入醋少许服之。

伤寒咳嗽

知母二两，贝母、干葛、芍药各三两，石膏四两，黄芩三两，杏仁一两，去皮及双仁，栀子仁三两。

上八味切，以水七升，煮取二升五合，去滓，分为三服，如人行八九里，再服，忌蒜面七日。

伤寒食积

黄芩、大黄各五两，栀子仁十六枚，黄连五两去毛，豉一升熬，甘遂三两，麻黄五两去节，芒硝二两，巴豆一百枚，去皮及心，（熬）研。

上九味捣筛，白蜜和丸如梧子，服三丸，以吐下为度，若不吐，则加二丸。

伤寒肢痛

煮马屎与羊屎汁渍之，日三度，或以猪膏和羊屎涂之亦佳。

伤寒目翳

秦皮、升麻、黄连各一两。上三味用水四升，煮取二升半，冷之，分用三合，仰眼以绵绕筋头，取汤以滴眼中，如屋漏状，三合止，须臾复，日五六遍乃佳。忌猪肉冷水。

伤寒口疮

升麻、炙甘草各一两，竹叶五分，麦门冬三分（去心），牡丹一分，干枣二十枚。上六味以水四升，煮取一升半，去滓分五服，含稍稍咽之为度，忌海藻、菘菜、胡荽等。

伤寒烦渴

知母六两，石膏一斤，梗米六合，人参三两，甘草二两。先以水一斗二升，煮米熟、去米内诸药，煮取六升，去渣温服一升，日三。忌海藻、菘菜。

伤寒吐血

青柏叶三两，干姜二两，艾三把。以水五升，煮取一升，去滓，别绞取新出马通汁一升，相和煎，取一升绵滤之，温分再服（马通汁即马屎汁也）。

伤寒衄血

衄者鼻出血也。此由五藏热结所为。方用：左顾牡蛎十分（熬），石膏五分。上二味捣末，酒服方寸匕，日三四，亦可蜜丸如梧子大，酒服十五丸。

伤寒下血

用釜灶下黄焦土半升棉裹，甘草三两炙，干地黄三两，白术三两，附子三两（炮研），阿胶三两（炙），黄芩三两。上方先以水八升，煮六味，取三升，去滓，内胶令其烊，分三服。忌海藻、菘菜、芜荑、猪肉、桃李等。

伤寒劳复

本症为伤寒病新差，津液未复，血气尚虚，若劳动早，更复成病，故云复也。宜用鼠屎二十一枚，香豉一升，栀子七枚，大黄三两。上方以水五升，煎取二升七合，分三服，微汗即愈，屡试屡验。

五胜散秘方

专治伤寒冒风，身热头痛，昏倦寒痰，咳嗽及中满，伤寒三日以前，服无不效。甘草、石膏、白术、五味子各一两，干姜三分（炮）。上方同为细末，每服以药二钱，加水一盏，生姜二片，枣子一个，同煎至七分，去滓，温服。中满以盐煎，伤风头痛加荆芥煎。

伤寒外治诸方

点眼法：粉甘草六分，顶上梅花冰片四分，共研细末。凡伤寒病起，一日至六日，用此药点眼内角，男左女右，点之出汗而愈。如过七日，不论男女两眼并点，神效。

葱姜熨法：治伤寒，胸膈不宽，作痛，一切寒结、热结、食结、痰结、痞结、水结等症，并中气虚弱，不堪攻击内消者。如个熨之，则滞行，邪散，其效如神。连须葱头一把，老生姜二大块，生萝卜四五个，无则以萝卜子一合代之，三味共捣烂，炒热，酒炒更妙，用布作两包，轮换罨熨心胸胁下，痛处自能豁然开散，汗出而愈，干则加酒炒。不宜太热，恐炮烙难受，若大便结兼熨脐腹，又饮食停滞，熨之亦效。

葱熨法：寒中三阴，口禁失音，四肢强直，挛急疼痛，两手无脉，似乎中风者，或厥逆唇青，男子肾囊俗名卵胞缩入，妇人乳头缩入，或男妇交合后气绝等症，俱用葱白一斤，微捣炒热，分二包轮换熨肚脐下，久久俟暖气透入自愈，并以葱白三寸捣烂，酒煎灌之阳气即回（此华佗救急方也）。或用罐装热火，或装滚水放炒热葱上，熨之更妙。症重者，更以艾丸如豆大，烧灸气海穴，脐下一寸五分，关元穴，脐下二寸，各七次，则胀渐现，手足温，可得生矣。

蛋熨法：伤寒症不能分阴阳，医生不识，不能下药。目定口呆，不省人事，及身热大小便不通，而无汗者，用鸡蛋十个煮熟，留壳，切去一头留七八成，合在病人脐上，用银簪插入蛋内，取出黑色，蛋冷即换，矣银簪不黑，病人大汗即愈。用神仙粥见备用诸方调养，可无后患，此秘方也。或照后阴症伤寒外治各方亦妙。

吴萸熨法：治法同上，用吴茱萸一升，捣碎酒拌，湿布袋二个，分包甑蒸透，多熨两足心，兼熨肚脐下，候气透，手足暖为度，或加麦面、食盐、葱白等分同炒热熨亦可，冷则再换。

紫苏熨法：伤寒内伤积食，小腹硬胀，大小便不通，不能言语，神思欲脱，两目直视，手足强直，症候危笃，难以下药者，用紫苏数两，煎滚热汤，将手巾在汤内泡扭热干，乘热摊病人肚上，及小肚上，令人以手在手巾上盘旋摩擦，冷则随换，如此数次，一切宿粪、硬块、积血自下，其效如神。如肛门闭结不通，以蜜糖和猪胆煎成条子，徐徐插入。此法屡效，但积粪下后，须用药调理。

又方：土熨法见备用诸方亦妙。

又方：野芋头切片，磨擦背上第三节骨，如觉痛痒者，即非伤寒，若不知痛痒即是，仍用野芋头片，周身骨节用力擦匀，并用芋片炒热，煎浓汁服二三次即愈。忌食荤并饭。

又方：急取巴豆十粒捣烂，入面一钱捻作饼，安脐以小艾火灸五次，气达即通。

第二编　内科门

肺部病方

肺痈咳唾

胸中满而振塞，脉数咽干不渴，时出浊唾腥臭，久久吐脓，如粳米者是为肺痈之候。治用：桔梗、贝母各三分，巴豆一分（去皮心熬研作脂）。上捣筛，强壮者饮服半钱匙，羸弱人减半。若病在膈上者必吐，膈下者必利，若利不止，饮冷水一杯即定。忌猪肉、芦笋等。

肺痈咯血

薏苡仁三合捣烂，水二大碗，煎取一碗，入酒少许，分二次服之。

肺痿咳嗽

生天门冬（捣取汁）、陈酒各一升，饴糖一斤，紫菀合四。上共置铜器中，于汤上煎，可丸服如杏仁一丸，日三。忌鲤鱼。

肺痿喘嗽

用防己末二钱，浆水一钱，煎七分细呷。

肺损咯血

香附一钱为末，米饮汤下，日二服。

肺胀上气

患者肺胀气急，咳嗽喘粗，睡眠不得势，极沉重，气似欲绝。宜用：紫菀六分，甘草（炙）八分，槟榔七枚，茯苓八分，葶苈子（炒）三合，以水六升，煮二升半，去滓，分三服，以快利为度。

肺热兼咳

生地黄汁、生麦门冬各三升，生姜汁一合，酥、白蜜各二合。先煎地黄、麦门冬、姜汁三分，可减一分，纳酥蜜煎如稀汤，纳贝母末八分，紫菀末四分，搅令调，一服一匙，日二夜一。

肺热咳痰

半夏、括楼各一两。上为末，姜汁丸如梧子大，每服二三十丸，热汤下。

肺痿失音

洋参、石斛各三钱，天冬、冬麦各三钱，凤凰衣三钱，地黄八钱，川贝二钱。上药水三碗煎取一碗服（按：凤凰衣即鸡蛋壳内膜）。

肺痨

白药连内壳浸在纯菜油内，三年方可用，每早取二粒，捣烂用淡盐汤送下，连服五日，其病可愈（按：此物能杀肺中之菌，且能治已坏之肺，愈后静养，切勿劳心）。

肺痨久咳夹血

甘杏仁三两，银杏三两，百合三两，胡桃肉七粒，合猪肺蒸服，法用清鲜猪肺全个，用清水落金煮之，肺之气管应垂出釜外，至水沸之时，管中即有白沫吐出，任其流汁，净尽，方得取出洗净，切为细块，和药蒸之，待蒸至药味出时，庶可取服（按：此为脏器疗法，方法简易而疗效好，可以试用）。

咳嗽病方

咳嗽秘方

紫菀五钱，五味子一两，桂心二两，麻黄四两（去节），杏仁七十枚（去皮尖）碎之，干姜四两，甘草炙二两。上药以水九升，煎取二升半，去渣，温服七合，日三。

五种咳嗽

五嗽者谓上气嗽、饮嗽、燥嗽、冷嗽、邪嗽是也。方用：皂荚（炙）、干姜、桂心等分末之，蜜和如梧子，服三丸，酒饮俱可，日三。忌葱。

新久咳方

款冬花、干姜、芫花根各二两，五味子、紫菀各三两。先以水煮三味，取三升半，去渣入芫花、干姜，加白蜜三升，合投汤中，令调，于铜器中微火煎如饴，可一升半，服枣核大含之，日三服。曾数用甚良。忌蒜面腥腻。

积年久咳

香豉四分（熬），杏仁二分（去尖皮），紫菀、桂心各三分，甘草八分（炙），干姜二分，细辛三分，吴茱萸二分。上为末，蜜和丸如梧子，服四丸，日三，不知增之，能含嚼咽汁亦佳。

热咳

杏仁四十枚（去皮尖两仁炒研），柴胡四两，紫苏子一升，橘皮一两。上以水一斗，煮三升，分三服。

冷咳

芫花、干姜各二两，白蜜两升，先以前二味为散，内蜜中搅令和，微火煎令如糜，服如枣核一枚，日三夜一。欲痢者多服。

干咳

用熟瓜蒌捣汁，入蜜加白矾熬膏，含化，极效。

咳嗽脓血

鸡卵略敲损，浸童便中三四日，煮食可愈。

年老久咳

年老久咳，睡卧难安者，猪板油、糯米糖、蜜各四两，共熬成膏，时常挑服一匙，口中噙化，三五日即愈。

咳嗽声哑

诃子皮、五味子、五倍子、黄芩、甘草各等分为末，蜜丸樱桃大，每一丸，嚼化咽下。

虚痨咳嗽

用大藕一段，去一头，节灌蜜全满，仍合好，纸封煮极熟，食之。

哮喘病方

哮喘秘方

白凤仙花一棵，连根叶捣汁与烧酒等量相和，曝日候温，以手蘸汁拍膏肓穴，初觉微冷，旋热旋辣，继而微痛，乃止，以巾拭干，毋令感风，续行数日，轻者当愈。

喘急秘方

桔梗一两，捣为散，用童子小便半升，煎取四合，去滓温服。

气喘秘方

杏仁、桃仁各半两，去皮尖炒研，水调生面，和丸如梧子大，每服十丸，姜蜜汤下，微利为度。

痰喘秘方

半夏二钱，甘草（炙）、皂角各一钱五分，生姜一钱，水煎服，至愈乃至。

气喘上逆

本症人多以为气盛有余，不知实为气虚不足，稍有错误，去生便远。宜用：人参一两，牛膝三钱，熟地黄、麦冬各五钱，生萸萸四钱，枸杞子、北五味各一钱，核桃三枚，生姜五片，水煎服。

哮吼秘方

用鸡蛋浸童便内，夏三日，冬七日，取出漂净，日煮一枚食之，久能断根。又方：四君子各等分，煎汤送，葶苈大枣丸，壮者二枚，弱者一钱。

肺虚喘急

光明生钟乳粉五钱，糯米饭团和，饭甑内蒸过，研丸梧子大，每温水下一丸（按：钟乳，《本经》谓主咳逆上气，《圣济总录》制钟乳丸，治肺虚壅喘急，亦取生钟乳粉，可能出于华佗方）。

盐哮秘方

豆腐浆每日早晚久服即效。如小儿用芝麻楷瓦上炙焦存性，出火气研细，以生豆腐蘸食即效。

头部病方

头风

附子一枚（炮裂），盐一撮如附子大，二味作散，沐头毕以方寸匕摩顶，日三。或服愈风散，亦效。

脑痛

柴胡、郁李仁、麦冬各五钱，辛夷、桔梗各三钱，白芍三两，甘草一钱，水三碗，煎汁，加陈酒一升，乘热饮之，以醉为度。

头痛

蔓荆子、白芷、甘草、半夏、细辛各一钱，川芎五钱，以酒煮一醉即愈，不知再服。

头鸣

患者头部觉如虫蛀，其名曰天白蚁。治用：药叶、黑芝麻、牡丹皮、栀子各等分捣末，蜜和丸，梧子大，陈细茶煎汤下二十丸，不知，稍稍加至四十丸。

偏头痛

川芎、朱砂（水飞内一两为衣）、石膏、龙脑各四两，人参、茯苓、甘草（炙）、细辛各二两，生犀角、栀子各一两，阿胶（炒）一两半，麦冬（去心）三两。上为末蜜丸弹子大，酒下一丸，神效。

偏正头风

此症发时，用白芷三钱炒研末，和米粉三钱蒸热，乘热贴在患处，包头扎定，次日即愈，甚者三次必好。

雷头风

本症因头痛而起核块，或头中如雷之鸣，盖为邪风所吹，风动则有声也。治法轻则用：连翘、黄芩、黑山栀、犀角、牛蒡子各一钱，薄荷七分，桔梗五分等散之。重则用：瓜蒂、好茶各等分，共为末，每服二钱，齑汁调，空心服，取吐。并用：大黄、黄芩各二两，牵牛、滑石各四两，黄连、薄荷叶、川芎各半两。上为末，水为丸，梧子大，食后温汤下十五丸。

湿热头痛

本症因湿与热合，交蒸互郁，其气上行，与清阳之气相搏，则作痛也。治宜用：羌活、防风各一两，柴胡七钱，川芎五钱，甘草（炙）一两半，黄连（炒）一两，黄芩（一半炒一半酒制）三两。上为末每服二钱，入茶少许，汤调如膏，抹在口内，少用白汤送下。

风热头痛

菊花、石膏、川芎等分为末，每服钱半，茶调下。

眩晕

本症由血气虚，风邪入于脑，而引目系故也。盖脏腑之精气皆上注于目，血气与目并上为系，上属于脑，后出于项，中蓬车之虚，则为风邪所伤，入脑则脑转，而目系急，故成眩也。治用：人参、当归、防风、黄芪、芍药、麦门冬各一两，独活、白术、桂心各三两。上以水一升，煮取三升，分三服。

痢疾病方

水谷痢

人参、地榆、厚朴（炙）、干姜、乌梅（熬）共六分，白术、当归各五分，赤石脂、龙骨七分，熟艾、甘草各四分，黄连十分。上共捣为末，实为丸如梧子大，米饭汁下二十丸，日三服。

冷痢

冷痢者，由肠胃虚弱，受于寒气，肠虚则泄，故为冷痢。凡痢色青、色白、色黑，皆为冷也。诊其脉沉则生，浮则死。方用：黄连二两，甘草（炙）、附子（炮）、阿胶各半两，水三升煮取一升半，分二次服之。

水痢

茯苓、白龙骨、诃梨勒皮、黄连、酸石榴皮各八分。共捣筛为末，蜜丸如梧子大，空心服三十丸，日再服，差止。

白滞痢

白滞痢者，为肠虚而冷气吹之搏于肠间，津液凝滞成白者。宜用：赤石脂八两，干姜、龙骨、当归各三两，附子（炮）、牡蛎（熬）各二两，芍药、甘草（炙）各一两，人参一两半，白术一升。先以水一斗二升，煮白术取九升，内药煮取三升，分为三服。脓者加厚朴三两，呕者加橘皮二两。

冷热痢

冷热痢者其痢乍黄乍白，由肠胃虚弱宿有寒而为客热所伤，冷热相乘而致。方用：香豉一升，白术六两，薤白一升，升麻二两，以水七升，煮取二升半，分为三服。

热毒痢

苦参、橘皮、独活、阿胶（炙）、兰青、黄连、鬼箭羽、黄柏、甘草，共等分捣末，蜜烊胶为丸如梧子，水下十丸，日三。又或以生犀角、酸石榴皮、枳实，末之，每服二三寸匕，日再。

红痢

盐梅一个，胡黄连一钱，灶下土一钱，共为末，茶调服，或单用盐梅好醋服亦妙，有人血痢百余日，用此而愈，屡试神验。

先红后白痢

名曰肠蛊，用淮牛膝二两，捣碎，以酒一斤泡之，每每饮一二盅，日服三次，极效。

赤痢

香淡豉半升，黄连一升，先以水一升半，浸豉一日，滤取汁，碎黄连薄绵裹豉汁中煎取强半升，空腹顿服即止。

赤白痢

凡痢皆由荣卫不足，肠胃虚弱，冷热之气，乘虚入于肠间，肠虚则泄，故为痢也。热乘于血，血渗肠内，则为赤痢。冷气搏于肠间，津液凝滞，则为白痢。冷热相交则赤白相杂。宜用：鹿茸二分，石榴皮二两，干姜二分，枣核中仁七枚，赤地利一两烧灰，共捣为散，先食饮服方寸匕，日三夜一，若下数者，可五六服（按：赤地利，《图经本草》名荞麦，《本草纲目》名赤薜荔）。

五色痢

酸石榴皮五个，莲子捣汁二升，每服五合，神效。

久痢

久患赤痢，连年不愈，以地榆、鼠尾草各一两，用水二升煮取一升，分为二服，如不差，取屋尘水，尽去滓，服一升，日二服。

休息痢

肠胃虚弱，易为冷热所乘，其邪气或动或静，故其痢乍发乍止。治宜用：黄连、龙骨如鸡子大一枚，阿胶如掌大炙，熟艾一把。上四味，水五升煮三物取二升，去滓乃内胶烊之，分再服。

噤口痢

用木鳖子六枚，去壳取净仁研泥，分作二份，用面烧饼一枚，切作两半，以半饼作一窍，内药其中，乘热覆患者脐，约炊许，再换其半，痢止即思食。

孕妇痢疾

鸡蛋两个，破一孔如指头大，入黄丹五分，用银簪搅匀，以纸封口，入饭甑内蒸熟食神效。

疝气病方

诸疝初起

鲜地骨皮、生姜各四两，捣成泥，绢包囊上，虽极痒宜忍之，并以连蒂老丝瓜烧存性，研末，每服三钱，热酒下，重者不过二三服，即愈。

横梁疝

此疝小腹有块，直冲心胸，妇人患之居多，最难医治。方用：补骨脂一斤，黑胡麻二两，拌炒，去胡麻取补骨脂研末，以酒为丸，服三钱，沸汤下。

狐疝

狐疝者，其状如瓦，卧则入小腹，行立则出腹入囊中，疝昼出穴而溺，夜入穴而不溺。此疝出入上下往来，正与狐类，故名。方用：杜仲五钱，捣汁以凉水浇之，取汁一碗，加人参一两，肉桂、桂枝、小茴香、核桃各一钱，水煎服，一服伸出，二服即消，三服痊愈。

痧症方

各种病症

初起时多半腹痛，亦有并不痛，只觉昏沉胀闷者，切忌服姜，急用南蛇藤，煎水冲酒服之。

噤口痧

患者寂无声息，宜先用瓷片溃于热水与香油汁中，在背心自上而下刮之，始轻后重，俟刮至痧点起块乃止，再用乌药、青皮、陈皮、山楂、厚朴、五味等分温服。

绞肠痧

用马粪一两炒黑，入黄土一撮，微炒，以陈酒热服五钱，一剂即痛去如失。

疬痧

患者满身胀痛，面色黯然，各部出现黑斑，是为毒在脏腑，以致气滞血凝。方用：苏木、延胡索、五灵脂、天仙子、萝卜子各一两，三棱、莪术、姜黄、陈皮、槟榔、枳实、厚朴各七钱，乌药五钱，香附四钱，沉香、降香各三钱，阿魏二钱，捣细为末，丸如绿豆大，每服十五丸，砂仁汤下。

羊毛痧

患者腹胀痛，延及背心或腰胯，如有芒刺，可用烧酒缸头泥土，研之极细，和烧酒作辊擦痛处，即有细白毛粘于其上。

斑痧

患者头眩眼花，恶心呕吐，身有紫斑，痧在肉内，治法先如治禁口痧法，次以天花粉、丹皮、薄荷、地骨皮、山栀、玄参、细辛七味等分兼服。

夏季中暑

人参一两，青蒿二两，香薷三钱，白术三钱，水煎服极效。如中暑发狂，气喘汗如雨下，宜急用：人参、石膏各四两，黄连三钱，水煎服一剂而神定，二剂而汗止。若中暑猝倒心痛欲死者，宜用：青蒿一两，黄连、白术、人参各三钱，茯神、藿香各五钱，香薷、半夏各一钱，水煎服，一剂而痛即止。又如中暑忽倒口吐白沫，将欲发狂，身如火烧，紫斑烂然者，多不可救，宜急用：玄参、麦冬各三两，天冬、青蒿各一两，升麻、荆芥、黄连、黄芩各三钱，水煎服，一剂而斑色变淡，二剂而斑色尽矣。

瘟疫病方

大头瘟

延胡索一钱五分，皂角、川芎各一钱，藜芦五分，踯躅花二钱五分，共为末，用纸捻蘸药，探入鼻中，取嚏即愈，无嚏者难治。

核子瘟

生石膏一两，玄参、野菊花、金银花、连翘、丹皮各四钱，薄荷、射干、贝母各二钱，甘草一钱，清水煎服，至愈而止。

肺热瘟

西牛黄（吞）一分，当门子（吞）二厘，老梅冰片（吞）一分，大黄、芒硝各五钱，犀牛角磨一钱，服之。

辟瘟丹

雄黄、雌黄、曾青、鬼臼、真珠、丹砂、虎头骨、桔梗、白术、女青、劳苄、白芷、鬼督邮、芜荑、鬼箭羽、藜芦、菖蒲、皂荚，共十八味末之，蜜丸如弹子大，绢袋，男左女右带之，卒中恶病及时疫，吞如梧子一丸，烧弹大一丸户内，极效。

辟疫酒

大黄十五铢，白术、桂心各十八铢，桔梗、蜀椒各十五铢，乌头六铢，菝葜十二铢，共捣末盛绛袋中，以十二月晦日中悬沉井中，令至泥。正月朔旦平晓出药，置酒中煎数沸，于东向户中饮之，一人饮一家无疫，一家饮一里无疫（按：夸大其说，一人饮，一人可获免疫，一家饮，一家可获免疫）。

疟疾病方

治疟秘方

常山、甘草（炙）、大黄、桂心各四分。前四味末之，蜜为丸，如兔屎，每欲发服六丸，饮下之，欲服药先进少热粥良。

三阴疟

凡疟过正午而发者，谓之三阴疟，用：花椒二钱五分，朱砂一钱二分五厘，麝香、冰片各三分。其末之，分掺二膏药，一帖背脊第三椎肺俞穴，一帖当胸极效。

隔日疟

用大黄三分，常山、甘草（炙）各一分半。上三味以水三升，煮取一升，去渣更以水二升，煮滓取一升，未发服醨，醨是后煮者，相次服醆，醆是前煮者，差。

三日疟

陈香橼一枚，去顶皮，入研细明雄黄，同内火中煅之，取出研极细，每服七分，干咽下，不用水。

劳疟

疟积久不愈，则表里俱虚，客邪未散，真气不复，故疾虽暂闲，少劳便发，谓之劳疟。用：鳖甲（炙）、蜀漆、知母各二两，常山三两，乌贼鱼骨、附子、蜀椒各一两。上七味以酒三斗渍一宿，平旦服一合，稍稍加至二合，日三四服。

久疟

龙骨一两，常山三两，大黄二两，附子二分（炮）。上末之，以鸡子黄丸如梧子大，先发临发，各饮服五丸，无不断。忌生葱、生菜、猪肉等。

久疟虚极

人参五钱，生姜五钱，水二碗，煎一碗，露一宿。次日五更温服，当日止。无力用参者，以白术一两，生姜一两，如前煎服，二服即止。或用平疟养脾丸，见前，亦效。

隔年疟

干姜五钱，白术三钱，煎服愈。又方：雄黄三钱为末，生龟板一个，去两旁，放火上，将雄黄末徐徐铺在龟板上，煅黑碗盖，存性取起，研末酒服，厚被盖卧，出汗即愈。

三十年疟

常山、黄连各五钱，酒一斤，泡一夜，瓦罐熬至七分，发日早饮一半，发时再饮一半，或呕或泻即愈。

久疟成痞

胸胁高起者是。又名疟母。毛脚芹菜、大蒜、银朱，同捣烂涂患处，以油纸盖上扎住，半日皮上疼痛，口中有蒜气出，其块自消。又方：大蒜一个，晒干研末，朴硝三钱研末，独头蒜共捶融成膏，贴上自消。

温疟

凡温疾先寒而后热者曰寒疟，因先伤于寒而后伤于风也。若先伤于风而后伤于寒，则先热而后寒，名曰温疟。方用：知母六两，石膏一斤，甘草二两（炙），粳米六合。上四味，以水一斗二升煮取米烂，去滓，加桂心三两，煎取三升，分温三服，覆令汗，先寒发热，汗出者愈。

小儿久疟

鳖鱼煮食，多则二次，无不立愈。

山瘴疟

本症生于岭南带，山瘴之气也，重于伤暑之疟。治用：蜀漆、知母、升麻、白薇、地骨皮、麦门冬各五分，乌梅肉、鳖甲（炙）、萎蕤各四分，石膏八分，甘草三分（炙），常山六分，豆豉一合（熬）。上捣为末，蜜和丸如梧子大，饮下十丸，日再服。如至二十丸，此方用无不差。

呕吐病方

呕吐秘方

呕吐病有二种：一者积热在胃，一者积冷在胃，二事正反，须细察之。如属热症，宜用：生芦根、生麦门冬（去心）、青竹茹各一升，生姜汁五合，茯苓五两，以水八升，煮取二升半，去滓，加竹沥六合搅调，分三服。相去如人行十里久，始服一剂。忌醋物。如服前药，未能全除，宜再用：茯苓五两，麦门冬一升（去心），生姜六两，青竹茹一升，共捣筛，蜜和为丸，煎芦根汤饮下之，初服十五丸，日二服，稍稍加至三十丸，如梧子大。如系冷症，宜用：半夏、小麦面各一升，先捣半夏为散，以水溲面，丸如弹子大，以水煮令面熟，则是药成，初吞四五丸，日二服，稍稍加至十四五丸，旋煮旋服，病自渐减。又如服前药病虽渐减，惟病根不除，欲多合煎丸，又虑毒药，不可久服，可改用：人参、白术各五两，生姜八两，厚朴（炙）、细辛各四两，橘皮三两，桂心二两。上捣筛蜜和丸，如梧子，饮下之，初服十丸，日再稍加至二十丸。若与半夏丸间服，亦得。忌桃李羊肉雀肉生葱生菜。

干呕

干呕者，胃气逆故也，但呕而欲吐，吐而无所出，故云，干呕治用生葛根绞取汁，服一升。

呕吐酸水

黑山栀三钱，煎浓汁，入生姜汁少许，和服，或以黄连六分，吴茱萸一分，煎汤饮。

呕吐清水

用干蕲艾煎汤啜之，立愈。

饥饿呕吐

用蜀椒煮汁，温服立效。

吐血秘方

生地、当归各一两，川芎、元参各五钱，黄芩、三七各三钱，甘草、荆芥各一钱，水煎服。

积热吐血

马勃研末，砂糖和丸，如弹子大，每服半丸，冷水送下。

劳心吐血

莲心七枚，糯米半两，共为末，陈酒下。

霍乱病方

干霍乱

凡霍乱多吐利，若上不得吐，下不得利，腹痛欲死者，名干霍乱。宜用盐一匙，熬令色黄，和童溺一碗，温服之，俟能吐出即愈。

霍乱吐痢

霍乱者由温凉不调，阴阳清浊二气，有相干乱之时，其乱在于肠胃之间者，因遇饮食而变，发则心腹绞痛，其有先心痛则先吐，先腹痛者则先痢，心腹俱痛，则吐痢兼发。谓之霍乱者，言其病挥霍之间，便致撩乱也。宜急用：半夏、人参各三两，附子（炮）、干姜（炮）各四两，桔梗二两，共捣为末，为丸如梧子，以苦酒下二丸，不差复服，如霍乱已死，上屋唤魂。又以诸治皆至，而忧不差者，可捧病人腹之伸臂以对以绳度两头肘尖头，依绳下夹背脊下骨穴中去脊各一寸，灸之百壮，不治者可灸肘椎，已试数百人皆灸毕即起坐。

霍乱转筋

转筋者，由冷气入于筋故也。凡霍乱大吐痢之后，阴阳俱虚，则手足逆冷，而荣卫不调，冷搏于筋，则筋为之转。急用：吴茱萸一升，甘草（炙）、干姜（炮）各二两，蓼子一把，乱发一两（烧），桂心二两，以水七升，煮取二升三合，去渣分温三服，服别相去如人行六七里，并灸蹶心当拇指大聚筋上六七壮，名涌泉，又灸足大趾下约中一壮，神验。

霍乱四逆

霍乱大吐大下后，其肠胃俱虚，乃至汗出，其脉欲绝，手足皆冷者，名为四逆。宜急用：吴茱萸、细辛、通草、甘草（炙）、葛根各二两，当归、桂心、芍药各三两，生姜八两，以水六升，酒六升，合煮取三升，分四服，并灸两足内踝上一尖骨是也，两足各七壮，不愈加数，名三阴交，在内踝尖上三寸是也。

霍乱干呕

干呕者，谓欲呕而无出也。用厚朴（炙）二两，生姜、枳实（炙）各三两，以水六升煮取二升，分三服，并灸手腕后三寸两筋间左右各七壮，名间使，若正厥呕绝，灸之便通。

霍乱腹痛

人参、干姜（炮）、甘草（炙）、白术各三两，当归、芍药各二两，以水三升，去滓，温服一升，日三。

霍乱烦渴

本症因大吐之后，上焦虚气不调，气乘于心，则烦闷也。

大利之后，则津液渴，津液渴则脏燥，脏燥则渴也。可用木瓜一枚，以水四升，煮取二升，渴则即令饮之，根茎亦可用之。

霍乱烦躁

其症为霍乱吐下之后，烦躁而不得安卧，用葱白二十茎，大枣二十枚，以水二升半，煮取一升，去滓顿服之。

中风病方

中风秘方

凡卒中风欲死，身体缓急，口目不正，舌强不能语，奄奄忽忽，神情闷乱，宜急用：麻黄、防己、人参、黄芩、桂心、白芍药、甘草、川芎、杏仁各一两，防风一两半，附子一枚，生姜五两。先以水一斗二升，煮麻黄三沸，去沫，乃内诸药，煮取三升，分三次服，极效。

中风口噤

淡竹沥一斗，防风、葛根、菊花、细辛、芍药、白术、当归、桂心、通草、防己、人参、炙甘草、炮附子、茯苓、玄参各一两，秦艽、生姜各二两，枫寄生三两，以淡竹沥煮诸药，得四升，分四次服之。忌海藻、菘菜、猪肉、生菜、生葱、醋、桃、李、雀肉等物。

中风口㖞

取苇筒长五寸，以一端刺耳孔中，四面以面密塞，勿令泄气，一端内大豆一颗，并艾烧之令然，灸七壮即差。患右灸左，患左灸右。

中风失音

羌活十分，炙甘草、人参各二分，荆沥、竹沥、生地黄汁各二升，大附子一枚（炮），以诸药内三汁中，煎取一升六合，去滓分二次服，未差，四五日更进一剂，取微利。忌面、海藻、菘菜、猪肉、冷水、芜荑、鱼、蒜、黏食。

中风不语

取人乳汁半合，以注美酒半升中合搅，分为再服。

中风痰厥

生川乌头、生附子各半两，并去皮脐，生南星一两，生木香二钱半，每服五钱，生姜十片，水煎一盏，温服。

中风掣痛

凡身中有掣痛不仁不随处者，取干艾叶一纠许丸之，内瓦甑下，塞余孔，唯留一目，以痛处着甑目下，烧艾以熏之，一时间愈矣。

中风痰壅

将旋覆花洗净，焙干为末，蜜为丸大如梧子，卧时茶下五丸，至七丸或十丸。

中风颈项硬直

此肝肾受风寒所致也。将宣木瓜去瓤，入乳香、没药于其中，以线缚定，饭锅上蒸三四次，研成膏，入生地黄汁，热酒冲服。

中风角弓反张

凡中风头足往后扯动，弯屈不伸，其形如弓，名角弓反张。鸡屎白三钱，酒五杯，用竹筷顺搅一千遍，饮之，小儿减半，日服二次，衣覆取汗。忌风。

中风半身不遂

独活四两，桂心五两，生葛根八两，炙甘草、防风、当归各二两，芍药、附子各一两，炮半夏一升洗。上药以水一斗，煮取三升，分为三服，日三，大验。忌海藻、菘菜、生葱、猪肉、羊肉饧。

中风口眼歪斜

皂角末陈醋调涂口上，右㖞涂右，左㖞涂左，俟干即换，数次即愈。或以生乌头、青矾嚏鼻亦效。

中风手足不遂

白术、地骨皮、荆实各五升，菊花三升，以水三石，煮取一石五斗，去滓，澄清，取汁，酿米二石，用面如常法，以酒熟随量饮之，常取半醉，勿令至吐。

中风腹痛

取盐半斤，（熬）令尽，着口中饮热汤二升，得吐便愈。

中风偏废

生附子一枚，去皮脐，羌活、乌药各一两，每服四钱，姜三片，水一盏，煎取七分，服之。

中风麻木

卒然手足不举，用穿山甲、炮熟大川乌头、炮熟红海蛤，如棋子大者各二两，为末。每用半两，捣葱白汁，和成厚饼，径寸许，随左右贴脚心缚定，密室安坐，以脚浸热汤盆中，偏身麻汗出，急去药，宜避风，自然手足可举。半月再行一次，除根。忌口，远色为要。

风癫秘方

凡风癫失性，卒然倒地，吐涎沫，遗粪便，人事不知者，用下方治之：鸱头一枚（炙），葶苈子、铅丹、虎掌、乌头、括蒌根各三分，甘遂、大戟（炙）、天雄（炮）、蜀椒各二分，白术一分，铁精、茵茹各一两。上共为末，蜜丸大如梧子，酒下二丸，日三。忌桃、李、雀肉、猪肉、冷水。

花癫秘方

此病多发于女子，缘肝木枯槁，内火燔盛所致。宜平肝散郁祛邪之剂，方用：柴胡五钱，芍药一两，当归五钱，炒栀子三钱，甘草一钱，茯神三钱，菖蒲一钱，麦冬五钱，元参三钱，白芥子五钱，水煎服，饮后即卧，卧后醒时即愈。

牛马癫秘方

牛马癫病发时，作牛马之声，以大人居其多半。宜健胃祛痰之剂，方用：白术五两，人参三两，甘草、生南星、半夏各一两，陈皮一钱，共为末，蜜为丸，须于病未发前服之，服后永不再发。患羊癫者，亦可先用此方治之。

羊癫风秘方

卒然仆地，不省人事，口吐白沫，声如羊鸣。可用铅丹二两熬成屑，真珠、雄黄、雌黄、水银各一两，丹砂半两，各研末，和以蜜又捣三万杵，乃为丸，如胡豆大，先食服三丸，日再。

男女风邪

凡男女偶中风邪，男梦见女，女梦见男，梦中交欢，日久成痨，悲愁忧患，喜怒无常，日渐羸瘦，连年累月，深久难疗，或半月或数月一发。宜散肝风去痰湿，方用：桑寄生三两，白术、菌芋各二两，桂心、天雄、菖蒲、细辛、茜根、附子、干姜各一两。上共捣为末，用酒服下方寸匕，日三。修合时勿令妇人鸡犬及病者家人知见，令邪气不去，禁之为验。

思箭风

患者头顶肩背、手足腰肢等处，筋骨疼痛不安，用鲮鲤甲一钱炒黄，泽兰叶三钱，酒煎服。

历节风

患此者，历节疼痛，不可忍，屈伸不得，由饮酒腠理汗出当风所致，亦有血气虚受风邪而得之者。宜用：独活、羌活、松节等分，用酒煮空心服。

鹤膝风

此病初起时膝下酸痛，渐至膝盖膨胀，股筋憔瘦，其病原为肾虚亏，可用新鲜白芷酒煮成膏，每日以膏二钱，陈酒送服，再用以涂患处，至消乃止。

骨软风

患者腰膝疼，不能行，且遍身骚痒。可用何首乌、牛膝各一斤，以酒一升，浸七日取出曝干，捣为末，枣肉和丸和梧子大，每服三五十丸，空心酒下。

鹅掌风

手掌白皮，坚硬干燥，层层脱皮，血肉外露，或痛或痒，久则虽愈，用鸽屎及白雄鸡屎炒研，煎水洗之，忌入口。

鸡爪风

发时手指拘挛，拳宿如鸡爪，故名。急于左右膝盖骨下两旁鬼眼穴中，各灸三壮立愈。

白癜风

苦参三斤，露蜂房（炙）、松脂、附子（炮）、防风各三两，栀子仁五两，乌蛇脯六两炙，木兰皮，共捣为末，一服一匕，陈酒下。外用附子、天雄、乌头各三两，防风二两，以豚脂煎膏涂之。

大麻风

本症由水枯火盛，乘天地肃杀之气所致。形虽见于皮肤，毒实积于脏腑。其候先麻木不仁，次发红斑，再次浮肿破烂无脓，再久之则湿热生虫，攻蛀脏腑，往往眉落目损，唇形声嘶，耳鸣，足底穿，指节脱落，鼻梁崩塌。治法先以麻黄、苏叶各半斤，防风、荆芥各四两，煎汤一桶，沐浴浸洗，换新衣，然后以生漆、松香各半斤，和匀盛瓦盆内入大螃蟹七只，小者倍之，以盆一半埋入土内，日则晒之，用柳枝搅拌，夜则覆之，阅二十一日而成水，再以雄黄半斤，蛇蜕七条，川乌、草乌（俱以姜汁浸泡）、人参、天麻各二两，共研为末，以蟹漆汁为丸，于洗浴后服之。每服三钱，陈酒送下，再饮至醉，覆被取汗，汗干后去衣，于隙地焚之，更换新衣，至午再服三钱，陈酒下，至醉再用夏枯草蒸铺席下卧之，不取汗，次日仍如前行之，并焚去旧草。如是七日，其病尽出。如痘如疮，再服七日，痂脱而愈。终身忌螃蟹、犬肉。

绣球风

茄一枝，连根叶煎汤，熏洗，七日而脱壳，极灵效。

大疠风

凌霄花五钱，地龙（焙）、僵蚕（炒）、全蝎（炒）各七分为末，每服二钱，温酒下，先以药汤浴身，次乃服药，俟出臭汗为度。

各种痛病

猝然心痛

苦参、龙胆、升麻各二两，栀子仁三两，用苦酒五升，煮取一升，分二服，当大吐乃差。

诸虫心痛

鹤虱、当归、桔梗、芍药、橘皮各八分，槟榔十分，人参、桂心各六分，右捣筛为散，空腹煮姜枣服方寸匕，渐加至二匕。

久心痛

雷丸、鹤虱、贯众、狼牙、桂心、当归各八分，右捣为散，空腹煮蜜水半鸡子许，服方寸匕，日二服，若重不过三服，则差。

心背彻痛

乌头（炮去皮）、赤石脂、干姜各二分，附子（炮去皮）、蜀椒各一分。上为末蜜和丸如麻子，先食服三丸，少少加之。

心腹俱痛

凡心腹俱胀痛，短气欲死，或已绝，取下方立效：栀子十四枚，豉七合，先以水二升，煮豉取一升二合，去滓，入栀子，更煎八合，又去滓，服半升，不愈者尽服之。

肝胃气痛

香附子（炮）五两，乌药二两（炮），共研细末，水醋煮蒸饼和丸梧子大，每服二三钱，白汤下。

心胃气痛

真沉香、木香、公子香、乳香、没药、灵脂、前胡，以上各一钱，真麝香一分，共研为末，收入磁瓶，以蜡封口，不可泄气，每服七分，开水下。此方专治男女心胃各种气痛。有气痛，滴水入口，即吐者；有痛者难忍，抓破衣物者，服之即愈，神效非常，百无一失。如不见效，即曰虫痛，照后虫积各方治之。

腰痛

桑寄生、独活、桂心各四两，黑狗脊、杜仲各五两，附子（炮）、芍药、石斛、牛膝、白术、人参各三两，甘草二两（炙）、芎䓖一两，以水一斗，煮取三升，分三服。

腹痛

当归三两，甘草二两（炙），人参、大黄各一两，芍药八分，干姜六分，茱萸五分，桂心三分，以水六升，煮取三升，去滓温服二升，日三。

风湿腰痛

麻黄（去节）、甘草（炙）各二两，独活、防风、桂心、栝楼、干葛各三两，芍药四两，干地黄五两，生姜六两。上以水八升，酒二升，煮取三升，分三服，不差重作。

肾虚腰痛

丹皮二分（去心），萆薢、白术各三分。上为散以酒服方寸匕，亦可作汤服之。

虚寒腰痛

糯米炒热袋盛之，熨痛处，内用八角茴香研末，酒服下。

胁肋痛

胁下偏痛发热，其脉紧弦，此寒也，当以温药下之。方用：大黄三两，细辛二两，附子三枚炮。上以水五升，煮取二升，分三服。若强盛人煮取三升半，分为三服，服则如人行四五里，进一服。

胸胁痛

诃黎勒（炮去核）四颗，人参二分。上捣末，以牛乳二升，煮三四沸，顿服之，分为二服亦得。

胃脘隐痛

胃脘一点隐痛，喜按，多年不愈，用快气温胃杀虫，诸治不效者，胁肝郁不伸，胃上受克，久则胃中冲和之气，不供于用辛热，清润徒劫津壅气。经云：下脘不行，上脘不通，地气不升，清阳欲结，久易延为噎膈之症。宜用：整荷叶一个，烧灰存性，生香附米一两研，九香虫九枚，甘草水制研，胡索三钱，酒炒研，用大枣去核皮，姜一两，煮捣入上药为丸，日服一钱，开水送下。

疸病方

诸黄症方

诸黄病者，谓一身尽疼，发热面色铜黄。此由寒湿在表，则热蓄于脾胃，腠理不开，瘀热与宿谷相搏，郁蒸不得消，则大小便不通，故身体面目皆变黄色。其类别有黄疸、黑疸、赤疸、白疸、谷疸、马黄等。宜用：瓜蒂二七枚，赤小豆二七枚，秫米二七粒。上捣为散，取如大豆粒吹鼻中。

急黄秘方

脾胃有热，谷气郁蒸，因为热毒所加，故卒然发黄，心满气喘，发于顷刻，故云急黄。有得病即身体面目发黄者，有其初不知，直至死后而身面现黄者，其候得病时，但发热心战者，是急黄也。宜用：赤小豆、丁香、黍米、瓜蒂各二七枚，麝香、熏陆香等分研，青布二方寸烧为灰。上捣为散，饮服一钱匕，则下黄水，其黄即定。忌生冷熟面黏食陈糗等（按：糗，炒熟的米麦等）。

黄疸秘方

患者身体面目爪甲及小便皆黄，由饮酒过度所致。方用：茵陈、柴胡各四两，升麻、黄芩、大黄各三两，龙胆草二两，以水九升，煮取三升分三服。若身体羸，去大黄加栀子仁五六两，生地黄一升。

黑疸秘方

此症为患黄疸酒疸女疸劳疸积久而变成者。患者身体尽黄，额上反黑，足下热，大便黑者是也。治用：赤小豆三十枚，茯苓六铢，瓜蒂四铢，雄黄二铢，甘草半两（炙），女葵四铢。前六味先以水三升煮小豆茯苓，取八合汁，捣后四药为散，取前汁调半钱匕，适寒温服之，须臾当愈，吐则愈。

谷疸秘方

患者每于食毕后，头眩心忪，怫郁不安而发。其原为失饥大食，胃气冲熏所致，可用茵陈四两，以水一斗，煮取六升，再用其汁煎大黄二两，栀子七枚，得二升，分为三服，黄从小便去，病出立愈。

女疸秘方

患者身目皆黄，发热恶寒，小腹满急，小便困难。其原因为大劳大热而房室，房室毕入水所致也。治用：硝石、枯矾二味，捣为末，以大麦粥汁和服方寸匕，日三，覆被取汗，病随大小便去。

劳疸秘方

劳疸者，谓因劳而得也。方用：苦参三两，龙胆草二两，栀子仁三七枚，合捣末，猪胆和为丸如梧子，一服五丸，日三四服，以饮汁下之。

酒疸秘方

患者身目发黄，心中懊痛，足胫满，小便黄，面发赤斑。其原为虚劳之人，饮酒多，进谷少。脉浮者先吐之，沉下者先下之。方用：栀子五枚，枳实五枚，香豉一升，大黄一两，以水六升，煮取二升，去滓，温服七合，日三服即愈。

痞积病方

疗癥秘方

癥者由寒温失节，致脏腑之气虚弱，而食饮不消，聚积在内，渐染在生长块段，盘牢不移动，若积引岁月，人则柴瘦，腹渐大，遂至于死。治用：射罔二两（熬），蜀椒三百粒，以捣末，以鸡子白为丸，半如麻子，半如赤小豆，先服如麻子，渐服如赤小豆二丸，不知稍增之，以知为度。

鳖癥

鳖癥者，谓腹内癥结，如鳖之形状也。有食鳖触冰不消而生者，有食杂冷物不消变化而作者。治用：白马屎一升五合，温服令尽差。或用蟹爪、麝香各三分，生姜四分，附子（炮）、半夏、鳖甲（炙）、防葵各六分，郁李仁八合，共捣筛，蜜为丸如梧子，空腹酒下，二十丸，日再服。

蛇癥

人有食蛇不消，或系蛇之津液误入饮食内，皆足令人病瘕，其状常苦饥，而食则不下喉，食至胸内即吐出。治用：大黄半两，芒硝如鸡子大一块，乌贼骨三枚，黄芩半两，甘草如人指一尺（炙），皂荚六枚（炙）去皮子。上以水六升煮之，三沸去滓，内芒硝，适寒温尽服之，十日一剂，宿无食，平旦服当下。

虱瘕

人有多虱，性好啮之，所啮既多，而脏腑虚弱，不能消之，遂生虱瘕。有虱生长在腹内，有时从下部出。治用：故篦子、故梳子各一枚，将二物各破为两分，各取一分，烧作灰末之。又取一分，以水五升，煮取一升，用以顿服前末令尽，少时当病出。无所忌。

发瘕

此系饮食内误有头发，随食入胃成瘕，胸喉间如有虫上下来去者是也。治用：油煎葱豉令香，二日不食，张口而卧，将油葱豉置口边，虫当渐出，徐徐以物引去之。

肉瘕

有人卒大能食，乖其常分，因饥值生葱，便大食之，乃吐一肉块，绕畔有口，其病则愈，故为肉瘕。治用：狗矢五升，烧灰末之，绵裹以酒渍再宿，滤取分十服，日三服，三日即尽。

米瘕

人有好哑米（思邈按：哑者饥而思食之义）者，转久弥嗜，哑之若不得米，则胸中清水出，得米便止，米不消化，遂生瘕结。治用：鸡屎一升，白米五合，合炒，取米焦捣成散，用水一升，顿服取尽，少时即吐，吐出瘕如研米汁碎，若无瘕即吐白沫痰水，乃憎米不复食之。无所忌。

暴癥

患者腹中卒然有物，坚如石，痛如刺，昼夜啼呼，不疗之百日死。方用：牛膝根二斤，暴令极干，酒一斗浸之密器中，封口置热灰中温之，令味出，先服五六合，至一升，以意量多少之。

治癖神方

脏腑摄养乖方，则三焦痞膈，肠胃不能宣行，因饮水浆，便令停滞不散，更遇寒气，积聚而成。癖癖者，谓僻侧在于两胁之间，有时而痛者也。方用：牛膝、枳实（炙）、茯苓、鳖甲（炙）各八分，桔梗、芍药、白术、人参、厚朴（炙）、大黄、桂心、槟榔各六分。上捣筛，蜜和丸，空腹温酒服如梧子二十丸，日二服，渐加至三十丸。

消痞膏

本膏治积年恶痞，至重贴两张即消，屡试屡验。方用：密陀僧六两，阿魏五钱，羌活、水红花子各一两，穿山甲三钱，香油一斤八两。上药熬成膏，膏成时，下麝香一钱，用布照疾大小摊贴。凡患痞癖处，肌肤定无毫毛，须看准以笔圈记，用膏贴之，内用水红花子研末三钱，烧酒二斤泡之，时饮一杯，痞消乃止。水红花子即红蓼花子，以自取为真，药店多假，用之不效。

脚气病方

脚气初发

脚气病皆由感风毒所致，凡湿冷之地久立与久坐，皆能使热湿与冷湿之气入与经络，始从足起，渐及小腹，甚乃上攻心胸，若不急治，遂至杀人。宜于其初发时，即以胡麻叶捣蒸薄裹，日二易即消。若冬月取蒴藋根切捣，和糟三分，根一分，合蒸令热，裹如前法极效。

脚气肿满

大豆二升，以水一斗，煮取五升，去豆。桑根白皮一握，槟榔二十七枚，茯苓二两。将上列三药，以前豆汁渍经宿，煮取二升，去渣添酒二合，内药中，随多少，服之。忌酢物。

脚气攻心

凡遇脚气攻心，腹胀气急则死。急用：吴茱萸三升，木瓜二合，槟榔二十颗，竹叶二升。上四味，以水一斗，煮取三升，分三服，得快利急差。忌生菜、熟面、乔麦、蒜等物。外以靡穰一石，纳釜中，煮取浓汁，去滓内椒目一斗，更煎十余沸，渍脚三两度，如冷温渍洗，差止。

脚气心腹胀急

本症系风湿热毒，从脚上入于内，与脏气相搏，结聚不散，故心腹胀急。治宜下气消胀，用昆布八两，射干四两，羚羊角、橘皮各三两，茯苓、干姜各一两，荜拔、吴茱萸、大黄各六分，杏仁五分（去皮尖）。上捣末，蜜和为丸如梧子，饮服十五丸，利多服七丸，以意消息。不能食者，加白术六分，面末十分，气发服已前丸得定，如不定作槟榔皮汤压之。忌酢物。

脚气痹挛

脚气病有挟风毒者，则风毒搏于筋，筋为之挛，风湿乘于血，则痹，故令痹挛也。下方专治风虚气满，脚疼冷痹挛弱，不能行，用：石斛、丹参各五两，侧子、秦艽、杜仲、山茱萸、牛膝各四两，桂心、干姜、羌活、芎劳、橘皮、椒、黄芪、白前、茵芋、当归各三两，防风二两，薏苡仁一升，五加皮根五两，钟乳八两。上二十一味，以绢袋盛之，渍清酒四斗内三日，初服三合，日再稍稍加之，以知为度。忌猪肉、冷水、生葱。

老人脚气

以猪胃一具，洗净细切，水洗布纹干，和蒜微酱醋五味常食之。

臌胀病方

血臌

本症之原因，或由倾跌后血瘀不散，或因郁忧而血结不行，遂致腹中结成血臌，倘不明症治之法，而妄用治水治气之法治之，其患匪少。法宜消瘀荡秽：用水蛭炒末三钱，雷丸、红花、枳实、白芍、牛膝各三钱，桃仁四十粒（去皮尖捣碎），当归二两，水煎服，一剂即下血斗余，再剂即血尽而愈。愈后宜用补气血之剂调理之，否则恐成干枯之症。

虫臌

患者小腹微痛，四肢浮胀，面红而带黑，状如虫蚀，眼下无卧蚕肿之形，是为本症之候。治宜杀虫，虫去则臌胀自消。方用：雷丸、神曲、茯苓、白矾各三钱，车前子五钱，当归、鳖甲（醋炙）、地粟粉各一两，一剂即下虫无数，二剂而虫尽，愈后乃须补脾，以防再发。

水臌

水臌者，谓满身皆水，按之如泥者是，不急治则水蓄于四肢，不得从膀胱出，变为死症而不可治。方用：牵牛、甘遂各二两，肉桂三分，车前子一两，水煎服，一剂而水流升余，二剂即愈，断不可与三剂。病后宜以参术之品补脾，更须忌食盐。

气臌

气臌者，乃气虚作肿，症一如水臌之状，第按之皮肉，则不如泥耳，先起于足面，渐及于上身与头面。治法宜健脾行气，辅以利水之剂，与治水臌法大异。方用：白术、薏仁、茯苓各一两，人参、山药、车前子、神曲、莱菔子各一钱，枳壳五分，甘草、肉桂各一分。水煎服，日服一剂，十剂觉气渐舒，三十剂而痊愈。亦禁忌食盐，须于三月后用之，犯则不救。

水气肿臌胀

葶苈子七两（熬），甘遂五两，茯苓、椒目各三两，吴茱萸二两。上捣末，蜜和丸如梧子大，以饮服五丸，日三服，不知稍加丸，以利为度。

泄泻病方

久泄神方

久泄不止，系于有陈积肠胃之间，积一日不去，则泻一日不止。治宜先去陈积，而后补之。方用：厚朴、干姜、甘草、桂心、附子各二两，大黄四钱。上细锉，先以前五味用水二升半煎八合，并将大黄切碎，水一碗渍半日，煮汤与前汁相和，再煎取六合，去滓分三服，一日服尽。

飧泄

飧泄者，完谷不化也。脾胃气虚，不能熟腐水谷，故食物完出也。治用：人参、茯苓、川芎、官桂、当归、白芍、白术各等分，每服二钱，加粟米百粒，与水一升同煎取七合，去滓，空腹温服。若虚劳嗽加五味子，有痰加半夏，发热加柴胡，有汗加牡蛎，虚寒加附子或干姜。

肾泄

肾泄者，五更溏泄也。其原为肾阳虚亏，既不能温养于脾，又不能禁固于下，故遇子后阳生之时，其气不振，阴寒反胜，则腹鸣奔响作胀，泻去一二行乃安，此病藏于肾。宜治下而不宜治中。方用：肉豆蔻、五味子各二两，吴茱萸一两，补骨脂四两，生姜八两，红枣一百枚。上捣水，以蒸熟尽肉和丸如梧子大，每服五七十丸，空心或食前热汤下，晚食前更进一服。

暑泄

暑泄，一名伏暑泄泻。治用：白术一两，车前子五钱。上二味姜水煎服，神效。

热泻

热泻者，夏月热气，乍乘太阴与湿相合，如水之注，故一名暴泄。其候腹痛自汗，烦渴面垢，脉洪数或虚，肛门热痛，粪出如汤。方用：香薷一斤，白扁豆半斤微炒，厚朴（去皮姜汁炙熟）半斤。上研末，每服三钱，水煎服。

寒泻

寒泻一名鹜溏。其原为脾气衰弱及寒气在下，遂致水粪并趋大肠，色多青黑，宜温之。春夏宜用：川桂枝、白芍药、白术各半两，甘草（炙）二钱，水煎服；秋冬宜用：白芍药、白术各三钱，干姜（炮）半两，甘草（炙）二钱，甚者则除去干姜，加附子三钱。

二便病方

大便秘涩

本症之原为三焦五脏不和，冷热之气不调，热气偏入胃肠，津液竭燥，故令糟粕痞结，壅塞不通也。方用：大黄三两，黄芩二两，甘草（炙）一两，栀子二七枚，以水五升，煮一升八合，分三服。

老人虚秘

肉苁蓉二两（酒渍焙），沉香末一两。上二味捣末，用麻子仁汁为丸如梧子，白汤下七八丸。

便血

便血一名肠风，又名肠红。其原为湿热相侵，或酒毒深结，非逐去其湿热酒毒，而徒用止涩之剂，未见其能济。方用：熟地一两，地榆、白芍、当归、黄连各三钱，甘草、葛根各一钱，柞木枝五钱，水煎服，第一剂下血必更多，二剂略少，三剂痊愈。

血燥便涩

桃仁去皮尖，炒研，麻仁、当归各三钱，煎服效。

关格不通

吴茱萸（熬）一升，干姜、大黄、桂心、当归、甘草（炙）、芎䓖各二两，雄黄三分研，真珠一分研，人参、细辛各四两，桃白皮一握。上以水一斗，煮取三升，去滓内雄黄、真珠末，酒一升，微火煮三沸，服一升，得下即止，不必尽也。每服如人行十里久进之。

小便不通

本症之原因，为膀胱之气化不行，其候少腹胀气急，甚者水气上逆，令人心急腹满，乃至于死。治用：人参、莲心、茯苓、车前子、王不留行各三钱，甘草一钱，肉桂三分，白果二十枚，水煎服，一剂即如注。

小便不禁

菟丝子（酒渍）二两，蒲黄、黄连各三两，硝石一两，肉苁蓉二两，五味子、鸡肶胵中黄皮（炙）各三两。上捣筛为散，每服方寸匕，日三服，每服如人行三四里又服（按：鸡肶胵，即鸡内金也）。

小便频数

本症之原因，为膀胱与肾俱虚，有客热乘之所致。治宜用：黄连、苦参各二分，麦门冬（去心）一两，土瓜根、龙胆各一分。上捣筛，蜜丸如梧子，每服十丸，加至二十丸。

小便过多

补骨脂（酒蒸）十两，茴香（盐炒）十两，共为末，酒糊丸梧子大，盐汤下百丸，颇效。

遗尿

用羊肚系盛水令满，急系两头，熟煮，取开水顿服之，立差。

溺血

菟丝子、蒲黄、干地黄、白芷、荆实、葵子、败酱、当归、茯苓、芎䓖各二两。上捣为末，白蜜和丸如梧子，饮服二丸，日三服，不知加至五六丸。

老人尿闭

黄芪（蜜炒）二钱，陈皮（去白）一钱，甘草八分，水一升半，煎八合，顿服有效。

前后阴病方

诸淋神方

蠮虫（熬）五分，斑蝥（去足熬）二分，地胆（去足熬）二分，猪苓三分。上为末，每服四分匕，小麦汁下，日三夜二。有热者去猪苓，服药二日后，以器盛小便，当有所下。肉淋则下碎肉。血淋下如短绳，若如肉脓。气淋下如羹上肥。石淋下石或下砂。剧者十日即愈。

劳淋

劳淋者，谓劳伤肾气而生，热成淋也。其状尿留茎内，数起不出，引小腹痛，小便不利，劳倦即发，故云劳淋。方用：滑石三分，王不留行、冬葵子、车前子、桂心、甘遂、通草各二分，石苇去毛四分。上为散，以麻子粥和服方寸匕，日三服，尿清差。

膏淋

膏淋者，小便肥浊，色若脂膏，故名。一名肉淋。其原因系于肾血不能制于肥液，故与小便俱出也。治用：磁石（火煅醋淬三七次）、肉苁蓉（酒浸切焙）、泽泻、滑石各一两。上为末，蜜丸梧子大，每服三十丸，温酒不拘时。如脐下妨闷，加沉香一钱，以行滞气。

气淋

气淋者，气闭不能化水，病从肺而及于膀胱也。其候小腹满，气壅，小便涩而有余沥。治宜以清肺金为主。方用：沉香、石苇（去毛）、滑石、王不留行、当归各五钱，冬葵子、白芍各七钱五分，橘皮、甘草各二钱五分。上为散，每服二钱，煎大麦汤下。

石淋

石淋者，淋而出石也。其症小便则茎里痛，溺不能卒出，痛引小腹膀胱，里急，砂石从小便道出。甚者塞痛，令闷绝。治用：柏子仁、芥子、滑石各等分，捣为末，以米汁饮服方寸匕，三服当效。

血淋

血淋者，热在下焦，令人淋闷不通，热盛则搏于血脉，血得热而流溢，入于胞中，与溲便俱下，故为血淋也。治用：白茅根、芍药、木通、车前子各三两，滑石、黄芩各一两五钱，乱发烧灰、冬葵子微炒各五钱。上八味捣筛，每服三钱，水煎温服，日三。

热淋

热淋者，三焦有热气，搏于肾，流入于胞而成淋也。治用：滑石二两，括蒌三两，石苇（去毛）二分。上为散，以大麦粥清服方寸匕，日三。

遗精神方

本症之原因，为肾水耗竭，上不能通于心，中不能润于肝，下不能生于脾土，以致玉关不闭，无梦且遗。法当大剂补肾而少佐以益心益肝益脾之品。方用：熟地一两，枣仁、薏仁各五钱，山茱萸四钱，茯苓、白芍、当归各五钱，茯神二钱，北五味、白芥子各一钱，肉桂、黄连各三分，水煎服，一剂即止，十剂痊愈。

心虚遗精

本症之外表，虽属于肾火之虚，然究其根源，实不得不推源于心君之虚，故宜心肾交补，乃能水火相剂。方用：熟地八两，山药、山茱萸、白术各四两，人参、茯苓、麦冬、巴戟天、肉苁蓉各三两，肉桂、北五味、远志、枣仁（炒）、柏子仁、杜仲、破故纸各一两，砂仁五钱，附子一枚，鹿茸一副，紫河车一具。上捣末，蜜和丸，汤下二三十丸，再服。

阴虚梦遗

熟地、山药、芡实、白术各八两，山茱萸、炒枣仁各四两，北五味、麦冬、车前子、茯苓各三两，远志一两。上末之，蜜和丸，热汤下一两，日一次。

虚劳尿精

本症为肾气衰弱所致，肾藏精，其气通于阴，劳伤肾虚不能藏其精，故因小便而精液出也。治用：韭子（熬）、麦门冬（去心）各一升，菟丝子、车前子各二两，芎劳二两，白龙骨三两。上捣服，酒服方寸匕，日三，不知稍增之，甚者夜一服。

虚劳失精

人参二两，桂心、牡蛎、薯蓣、黄柏、细辛、附子（炮）、苦参各三分，泽泻五分，麦门冬（去心）、干姜、干地黄各四分，菟丝子二分。上捣合，蜜为丸，酒服如梧子大三丸。

脱精

男女交感乐极，一时精脱，不能制止，此时不可离炉，仍然搂住，男脱则女以口哺送热气，女脱男亦如之，则必能阳气重回。并急用：人参数两，附子一钱，煎汁，乘热灌之，后再用人参、黄芪各三两，熟地、麦冬一两，附子、北五味各一钱，水煎服（按：脱精之症，临床偶有所见，亦属虚脱之症，因属体虚肾衰所致）。

强中

强中者谓强阳不倒，此虚火炎上，而肺金之气不能下行故也。治用：元参、麦冬各三两，肉桂三分，水煎服即愈。他日并可重整戈矛，再图欢合。

阳痿

熟地一两，白术五钱，山茱萸四钱，人参、枸杞子各三钱，肉桂、茯神各二两，远志、巴戟天、肉苁蓉、杜仲各一钱，水煎服，一剂起，二剂强，三剂妙。

阴肿

雄黄一两，研碎绵裹，甘草一钱，水一升，煮取二升洗之。

阴囊湿痒

乌梅十四枚，钱四十文，盐三指撮。上三味，以苦酒一升，于铜器中浸九日，洗之极效。

阳缩

人参、干姜各五钱，白术三两，附子一两，肉桂六钱，急以水煎汁，服之立效。

第三编　外科门

痈疽病方

阳症痈疽

凡阳症痈疽，发生时必突起分余，其色红肿发光，疼痛呼号，若未五日之内，就可内散。方用：金银花四两，蒲公英二两，生甘草二两，当归二两，天花粉五钱，水煎服，一剂即消，二剂痊愈。若未服败毒之散，已在五日以外，致成脓奔溃，必用金刀，去其口边之腐肉，使内毒之气不藏，刀长凡三寸，宽约三分，两面之锋俱利，勘定患部，横直刀，画成十字形，以药末敷于膏药之上，贴上即能止痛，三日之内，败脓尽出，即消灭于无形矣。大约膏药一枚，需用末药二钱，其末药方为：人参一两，龙脑一钱，乳香一钱去油，透明血竭五钱，三七末一两，儿茶一两水飞过去砂，用焙子一两，藤黄三钱，贝母二钱，轻粉一钱，各研成极细末，以无声为度。内用煎方：用当归一两，黄芪五钱，人参一钱，荆芥一钱，金银花二两，生甘草三钱，用水煎服，二剂已足（按：焙子，不知何药，可能为五倍子之误，待考）。

阴症痈疽

阴症痈疽，多生于富贵膏粱之徒，急功好名之辈，其人因心肾不交，阴阳俱耗，又重以忧愁抑郁，拂怒呼号，其气不散，乃结成大毒，任生于何部，均属险症，初起时色必黑暗，痛不甚剧，疮口亦不突起，或现无数小疮口，以欺世人，且觉沉沉身重。宜急用：附子三钱，人参三两，生黄芪三两，金银花三两，白芥子二钱，治之。外用膏药加生肌末药五钱贴之，一日须两换。膏药方如下：金银花一斤，生地黄八两，当归三两，川芎二两，牛膝一两，丹皮一两，麦冬三两，生甘草一两，荆芥一两，防风五钱，黄芪三两，茜草根五钱，人参五钱，玄参五钱，用麻油五斤，煎数沸，将药渣漉出，再熬将珠，再入后药，广木香一两，黄丹二斤炒飞过去砂，没药一两，乳香一两，血竭一两，象皮（为末）五钱，麝香一钱，各为细末，入油中少煎，藏瓷罐内候用，每一个约用两余，若系背疽，须用二两以上。

脑后痈

脑后痈生于玉枕部，亦有阳症阴症之别，其为患虽较脑痈为轻，然医不得法，即腐烂落头而死，故有落头疽之名。凡属阳症，其形高突红肿，可用金银花二两，蒲公英一两，生甘草三钱，用水三碗煎八分，服下，未破者二剂即消，已破者必须三服，始脓尽肉生。若系阴症，则其傍必有无数小疮，先痒后痛，遂至溃烂，肿而不甚高突，色必黑暗，身体沉重，困倦欲卧，呻吟无力，可用：人参一两，生黄芪一两，当归一两，金银花二两，白芥子三钱，肉桂一钱，炒白术一两，用水煎服，一剂血止，二服肉生，三剂口小，四剂皮合，又二剂痊愈。

脑痈

脑痈发于泥丸宫，在头顶之上，倘色如葡萄之紫，疮口不一，或如碎粟，四围坚硬，疮顶色红赤不黑，是为阳痈，尚可医疗；若色紫而黑暗无光，神情闷乱，不知人事者，是为阴症，十死其十，百死其百，必须于五日之前，以大剂煎饮，或尚有生机，过此则生死难言矣。方用：金银花八两，玄参三两，黄芪四两，麦冬三两，人参二两，先用水十六碗，将金银花煎汤，再煎前药至二碗，一日服二次，连服四日，其痛渐愈，改用十全大补汤，重四两与之，又改用八味地黄汤，恣其醋饮可获痊愈，是九死一生之治法，此外可于未溃败时。或用：川芎一两，玄参二两，金银花二两，山茱萸一两，麦冬一两，贝母三钱，蔓荆子二钱，用水三大碗，煎服即消，最多二剂痊愈。

肺痈

用玄参二两，麦冬三两，生甘草五钱，金银花十两，水煎服，一剂痛减，二剂内消。

肝痈

白芍三两，当归二两，炒栀子三钱，生甘草三钱，金银花十两，水煎服，约二剂而愈。

肠痈

肠痈生于大小肠之间，其症口渴，小便如淋，时时汗出，小腹肿痛，手不可按。又生于大肠者，右足屈而不伸；生于小肠者，左足屈而不伸。方用：金银花八两，煎水二碗，当归一两，地榆一两，薏仁五钱，用水十余碗，煎作二碗，同金银花分作二服，上午一服，临睡一服，二剂即愈。凡肠痈必须内消，而火邪甚急，非杯水可救，必须大剂始效，然大剂败毒，恐伤元气，惟金银花败毒而又补阴，故可重用，若用之过少，反无效矣。

背痈

背痈初起时若审系阳症，宜用：忍冬藤三两，茜草三钱，紫花地丁一两，贝母三钱，甘菊花三钱，黄柏一钱，天花粉三钱，桔梗三钱，水煎服，一剂轻，二剂消，三剂痊愈。如系阴症，则用：人参二两，黄芪二两，金银花半斤，附子一钱，荆芥三钱（炒黑），柴胡二钱，白芍一两，天花粉五钱，甘草五钱，水十余碗，煎汁两碗，分前后二次服之，则阴必变阳而作痛，再剂而痛消，数剂而痊愈矣。若已经溃烂，洞见肺腑，疮口不收，百药敷之，绝无一验，此方治之神效。再用：麦冬一两，熟地二两，山茱肉一两，人参五钱，肉桂一钱，当归一两，忍冬藤一两，白术五钱，水煎服，五剂痊愈。

腰痈

腰痈发于软肋下近腰之部，宜合阴阳两性治之。方用：白术一两，杜仲一两，当归一两，金银花三两，防己一钱，豨莶草三钱，水煎服。

脐后痈

脐后痈发于背下命门之穴，与脐正对，其症为之真火衰弱，邪火炽盛，非大补其水，则邪火不散，毒无自消。初发之时，尚未溃败，宜用：金银花五两，豨莶五钱，熟地一两，白术一两，黄柏三钱，车前子三钱，先用水十碗，煎金银花至四碗，乃分之为二，先以二碗煎药得一碗，空腹饮之，少顷再将前汁二碗，更煎药滓得一碗服之，连服二剂。如已溃烂者，宜改用：人参三两，白术五两，肉桂三钱，附子一钱，山茱萸一两，北五味子三钱，金银花三两，茯神三钱，水十碗煎汁，一碗服之。

悬痈

悬痈一名骑马痈，俗名偷粪老鼠，多因嗜色忍精而发。方用：金银花四两，蒲公英二两，人参一两，当归一两，生甘草一两，大黄五钱，天花粉二钱，水煎服，一剂即消，二剂痊愈。

牛头痈

生于膝上，红肿而痛，一名膝痈。方用：生黄芪四钱，当归一两，金银花一两，茯苓三钱，薏仁五钱，牛膝三钱，地榆一钱，白术三钱，天南星一钱，生地黄五钱，水数碗，煎一碗空腹服之。

乳痈

本症初起时发寒热，先痛后肿。方用：贝母三钱，天花粉一钱，蒲公英一两，当归一两，生甘草二钱，穿山甲一片为末，水煎服，一剂即消。

痈肿无头

以蛇蜕烧灰和猪油涂之，极效。

石疽

此症肿不变色，漫肿疼痛，坚硬如石，捣生商陆根加盐少许敷之，即愈。

脱骨疽

此症发生于手指或足趾之端，先痒而后痛，甲现黑色，久则溃败，节节脱落。宜用：极大生甘草，研成细末，麻油调敷极厚，逐日更换，十日而愈。内服药用：金银花三两，玄参三两，当归二两，甘草一两，水煎服，连服十剂当愈。

多骨疽

生于大腿之中，痈生之后，其口不收，腐烂之中，忽长一骨，疼痛难忍，俗以为骨，实为湿热之毒所化。内服用：茯苓一两，车前子一两，金银花三两，牛膝五钱，紫花地丁一两，水煎服六剂，骨消，再十剂而痊愈。若外用飞过密陀僧，用桐油调膏贴于患处，奏效尤捷。

甲疽

本症之发生，原于剪甲伤肌，或甲长侵肉，致使气血沮遏而不通，久之腐溃而生疮泡，或赤肉突出，指甲肿痛。治法宜剔去指甲，则不药而愈。或以草乌五钱，白丑一两，龙骨二钱五分，共捶碎，再用全文蛤四两，同炒至焦黑色，以五倍子为末，用麻油敷之，湿则干掺。

井疽

井疽发于胸部，此症必须早治，若下入于腹必死。用人参一两，茯苓五钱，麦冬五钱，熟地一两，山药一两，芡实一两，甘菊花五钱，芍药五钱，忍冬藤二两，远志三钱，天花粉三两，王不留行三钱，水数碗，煎一碗，一气饮之，二剂必愈，倘已溃烂，必须多服。

疬疽

以射干、甘草、枳实、升麻、干地黄、黄芩各八分，麝香二分，前胡三分，犀黄六分，大黄一钱，以水煎之，约三剂可愈。

小腹疽

本症由七情六欲而生，部位在脐下气海穴（一寸五分），或关元穴（二寸），或丹田穴（三寸）。依痈毒阴疽法，治之可愈。

缩脚疽

生于大腿外侧，以大戟、甘遂研末，用白蜜调敷。内服用熟地一两，鹿角胶三钱，肉桂一钱，甘草一钱，麻黄五分，炮姜五分，水煎服，四五剂可愈。不可开刀，若开刀则必成缩脚。

搭手

治法如背痈初起时，极神效。

瘿瘤病方

治瘿秘方

瘿与瘤不同。瘿连肉而生，根大而身亦大。瘤则根小而身大。瘿之种类甚多，形亦各异，然皆为湿热之病，由小而大，由大而破，由破而死，初起时宜用小刀割破，略出白水，以生肌散敷之，立愈。生肌散制法如下：人参一钱，三七三钱，轻粉五分，麒麟血竭三钱，象皮一钱，乳香一钱，没药一钱，千年石灰三钱，广木香一钱，冰片三分，儿茶二钱，各为极细末，研无声为度，合时须用端午日，不可使人见。若瘿已失治，形已渐大，宜用点药点其陷处，半日作疼，必然出水。点药用：水银一钱，硼砂一钱，鹊粉一钱，轻粉一钱，鹰粪一钱，冰片三分，潮脑五分，绿矾一钱，皂矾一钱，麝香三分，共研之极细，一日点一次，三日后再以人参三钱，茯苓五钱，薏仁一两，泽泻二钱，茱苓一钱，黄芪一两，白芍五钱，生甘草一钱，陈皮一钱，山药三钱，水煎服十剂全消。须忌房事一月，否则必破，不能收口，终身成漏。

腋下瘿瘤

以长柄壶炉烧存性研末搽之，以消为度，或加麻油调敷尤效。

骨瘤

骨瘤生于皮肤之上，按之如有一骨，生于其中，不可外治。宜用：乌贼鱼骨一钱，白石英二分，石硫黄二分，钟乳三分，紫石英二分，干姜一钱，丹参八分，琥珀一钱，大黄一钱，附子三分，朝燕屎一钱，石矾一钱，水煎服，十剂全消。

物瘤

物瘤其根甚大，最称难治，不时而动，无故自鸣，或如鸟号，或如虫鸣，必须用刀破其中孔，则物自难居，必突围而出，用生肌散敷之。

血瘤

血瘤小者如胆，大者如茄，以利刀割断，即用银烙匙烧红，烙即止血且不溃，并不再生。或以水银、轻粉、潮脑、镜锈、贝母各一钱，黄柏三钱，冰片三分，儿茶二钱，共为细末，擦之，即落。

筋瘤

筋瘤无甚大害，本可置之不治，若妄用刀针，往往伤筋，反至死亡，故最忌刀割。若必欲割去，须于初生之日，以芫花煮线扣绵系之，日久自落。

发瘤

发生于耳后发下寸许，按之不痛，针刺破，挤尽粉发，用生肌散敷之立愈。

肉瘤

水银一钱，儿茶一钱，冰片三分，硼砂一钱，麝香三钱，黄柏五钱，血竭三钱，共为细末，擦其根部，随擦随落。

粉瘤

粉瘤初生时宜即治，否则日渐加大，受累不堪。先用艾灸十数壮，再以醋磨雄黄涂纸上，剪如缳羃大贴灸处，外更贴以膏药，一二日一换，必挤尽其中粉浆，敷以生肌散自愈。

气瘤

气瘤无痛无痒，时大时小，随气为消长，气旺则小，气衰反大，气舒则宽，气郁则急。治法：必须补其正气，开其郁气，则瘤自散。方用：沉香一两，木香二两，白芍四两，白术八两，人参二两，黄芪八两，枳壳一两，槟榔一两，茯苓四两，香附二两，附子五钱，天花粉四两，各为细末，蜜为丸，每日服三钱，一料全消。

石瘤

石瘤亦生于皮肤之上，按之如石之坚，不觉痛苦，治法同骨瘤。

瘰疬病方

瘰疬秘方

瘰疬得病之原因有九，一因怒，二因郁，三因食鼠食之物，四因食蝼蛄蜥蜴蝎子等所伤之物，五因食蜂蜜之物，六因食蜈蚣所游之物，七因大喜饱餐果品，八因纵欲伤肾饱餐血物，九因惊恐失枕。气不顺其治之法有三：一为治肝胆郁结之瘰疬。方用：白芍五钱，当归二钱，白芥子三钱，柴胡一钱，甘草八分（炙），全蝎三个，白术三钱，茯苓三钱，郁金三钱，香附三钱，天葵草三钱，水煎服，连服十剂自愈。二为治脾胃多痰之瘰疬。方用：人参三两，白术十两，茯苓六两，甘草一两炙，紫苏八钱，半夏二两，僵蚕二两，陈皮六钱，白芷七钱，木通一两，金银花十两，天花粉三两各为末，蜜为丸，饭后服三丸，一料痊愈，然必须戒色欲三月。三为治心肾不交之瘰疬。方用：大龟二个一雌一雄，远志二两，麦冬三两，山茱萸四两，肉桂一两，白术五两，苍术、熟地十两，玄参十两，茯神四两，何首乌十两，桑椹四两，紫花地丁四两，夏枯草五两。先将大龟蒸熟，焙干为末，次将各药研末和匀，以蜜为丸，日服三次，每服三钱，一料痊愈。

瘰疬破烂

凡瘰疬之症，未破之先，易于医治，既破之后，难于收功。可先用荆芥根下一段，剪碎水煎成汤，温洗久之，视破烂处，有紫黑者，以针刺之，去血再洗三四次，然后用樟脑、明矾各三钱，以麻油调敷，次日再洗再敷以愈为度。专忌酒色。

瘰疬不消

用猫头蹄骨一具炙酥为末,昆布一两五钱,海藻一两五钱。上二药须洗去盐水,晒干,连翘、黄芩、金银花、穿山甲、枳壳、香附各一两,皂角五钱,共为细末,以玄参为丸,大如桐子,每服七八十丸,日凡三次,以姜汁送下。

疗疮病方

五疗秘方

疗疮之生,膏粱人居其半,皆因营卫过度,火毒外发所致。名称虽有多种,地位也无一定,其实可赅之为心、肺、肝、脾、肾五种,即色赤者为心疗,色白者为肺疗,色青紫者为肝疗,色黄者为脾疗,色黑者为肾疗也。初起时可用紫花地丁一两,甘菊花一两,水煎服,六剂痊愈。外用丝瓜叶十片,捣极烂,取汁调明矾、雄黄末各两钱,以鸟羽敷疗上,随干随润,数日即消。或以白菊花叶连根捣汁一杯,沸酒冲服,毒甚者,须多服,渣敷患处,留头不敷,覆被令出汗,其毒自散,无时可用甘白菊花四两代之,少则不效。

红丝疗

属心疗类,其形缕缕如丝线,周身缠绕,如在手足上,则入心即死。宜用松针刺去其血,忌食热物。或以白菊花根叶加雄黄钱许,蜒蚰二条,共捣极烂,从疗头敷至丝尽处为止,以绢条裹紧,越宿即消。又此疗生于足者延至脐,生于手者延至心,生于唇面者延至喉,亦皆死,急用针或磁锋刺破其红丝尽处,使出血,以浮萍嚼涂刺处,用白矾捣末,包裹于捣烂葱白中（约三钱）吞下，再饮葱酒一二杯，覆被静卧，汗出即愈。

羊毛疔

初起时头痛发寒热，前心后背有红点，形类疹子，宜先以针刺破，取出羊毛再以明雄黄末三钱，用青布包紧，蘸热酒于前心疮上一二寸外，周围擦之，渐见疮眼，其毛即奔至后背，仍依前法擦于背部，将羊毛拔置布上，即埋入土中。内用紫花地丁一两，金银花三两，白矾、甘草各三钱，水煎服。

羊毛疔瘤

此症忽起一泡，其形如瘤，内有羊毛，亦名羊疔，初起或头痛或发寒热即是。用黑豆、荞麦各等分研末，挑破敷上，毛落即愈，内服菊花饮即可。

蛇头疔

生于手指尖，肿若蛇头，痛楚连心，寒热交作。初起时急用雄黄、朴硝等分研末，以豚胆汁少许加香油调涂，或内服蟾酥丸汗之。蟾酥丸：蟾酥二钱酒化，轻粉五分，枯白矾、寒水石（煅）、铜绿、蟾酥、乳香、没药、麝香各一钱，雄黄二钱，朱砂三钱，蜗牛二十一个，蟾蜍和匀稠黏，再将各药研末，与蜗牛蟾蜍相和为丸，如绿豆大，每服三丸，用葱白五寸，患者自嚼烂，吐于男左女右手心，包药在内，无灰热酒送下，覆被静卧，至发汗为止，甚者再进一服。又蛇眼疔，生于指甲两旁，蛇背疔生于指甲之下，蛇腹疔生于指中节前面，肿如鱼肚，三种治法同上。

唇疔

切不可用凉药敷于疮上，最佳以鸡血点之，内用乌桕叶或根捣汁服数杯。若大腿弯中有紫筋，可用银针刺出恶血，可保无虞。

螺疔

生于手指之间，可用榔鸡根与马齿苋茎，加酒酿捣烂敷之，极效。凡遇患处起红点者，用红马齿苋，白点者用白马齿苋。

刀镰疔

疔头如薤叶，长一二寸，色紫黑，忌针刺，急用明矾三钱研末，葱白七个捣烂，分为七剂，每剂以热酒送下，服下即卧，覆被取汗，如无汗须再服葱白，外涂以溏鸡粪，迟则不治。

乌茄疔

农家浇粪于地，为烈日蒸晒，人跣足行其上，受其热毒，足趾肿痛，似溃非溃，即以鸭羽煎汤合皂矾洗之，立愈。

疔疮出血

饮真麻油一大碗即止，或用菜子油亦效。

疔疮不破

以蝉衣、僵蚕等分为末，醋调敷四围，候根出，拔去，再涂，即愈。

疔根不出

铁粉一两，轻粉一钱，麝香少许为末，针画十字，以点药入内，醋调面糊敷之，极效。

疔疮走黄

其原因为食豚肉所致，患此者多不治，宜以芭蕉根捣汁服之即解。

痔疮方

治痔秘方

痔之种类很多。如肛门边生肉如鼠乳出孔外，时时流脓血者，名曰牡痔；若肛边肿痛生疮者，名曰酒痔；肛边有核痛及寒热者，名曰肠痔；若大便有血牡出者，名曰血痔；若大便难，肛良久不入，名曰气痔。统治之方亦甚多。

（一）儿茶、麝香，唾津调敷。

（二）先以皂角烟熏之，次用鹅胆汁调白芷末涂之。

（三）赤足蜈蚣焙为末，与冰片少许同研唾液调敷。

（四）生槐煎五分，皂角二两，麝香、雄黄、莨菪、丁香、木香、炙鳗鲡各二分。上各药为五丸，取净瓶可容一升者，掘地埋之，着一叠子于瓶上，钻叠子作孔，纳火瓶中灰尽之，然后纳药一丸烧之，以下部着叠孔上坐，便通汗，尽一丸药，即止。

（五）以无花果叶煎汤熏洗，能止痛，极有效。

内痔

在肛门之内，大便时则出血，便毕以手按之，良久乃入。内服用生枳壳二两，陈皮一两，水煎服。外用生草乌尖一钱，刺猬皮末三钱，枯矾五分，冰片三分，各为细末，用葱汁调药送入肛门，约一时许，其痔即翻出，洗净之，用鸡粪四两

（取公鸡母鸡各一，饿之二日，次早以猪胰子切碎拌糯米粉一二合喂之，凡越六七日得粪四两晒干候用），雌黄、雄黄各六钱，明矾、皮硝各一两，胆矾五钱，共为末，倾入银罐内，火煅出青烟为度，加乳香、没药各三钱，冰片五分，用唾津调敷，七日后其痔自脱，再用珍珠散敷之，使收口。内服收肛散。珍珠散方如下：珍珠、石膏、赤石脂粉各一钱，白龙骨三钱，孩儿茶五分，冰片二分，共为末。收肛散方如下：陈皮三两，枳壳一两，水二碗，煎一碗服。

外痔

用金脚砒二钱，白矾一两，共为末，倾银罐内，煅至烟尽为度，加蝎尾七个，生草乌研末和入煎药，涂疮上，凡七日而根脱。

内外痔

在肛门内外皆有之，遇大便即出血疼痛者是。用胡黄连五钱，血竭、儿茶各二钱，熊胆三钱，冰片一钱，麝香三分，共研细，水调敷，日凡三四次。

血箭痔

与内痔同，但无痛痒耳，大便时不问粪前粪后，具射血如箭。治法用：百草霜四两，黄芩、栀子各一两，黄连、槐花、地榆各五钱，共为末，糊为丸，每服三钱，清汤下。

翻花痔

肛门周围翻出如碗，肉色紫黑，疼痛异常，时流血水。内服用缸砂一两（水浸半月微煅），条芩二两（每斤用皂角、柏子仁、侧柏各四两，水煮半日，汁干为度），黄连、槐角子各二两，栀子、黄花、地丁各一两，青黛五钱，共为末，用柿饼肉为丸，大如梧子，每服四五十丸，空心清汤送下。外用药水熏洗（见痔疮出血条）。后再用药线扎之。药线制作如下：鲜芫花根一钱，雷丸一钱，蟾酥一钱，草乌三钱，水二碗，去渣取汁，以生丝一钱，入药汁内，以文火熬汁将干，取出晒干，再浸再晒，以汁尽为度，收藏候用，至六七月取露天蛛丝，合成药线。

鸡冠痔

用黄连末敷之，加赤小豆末尤效。

野鸡痔

先用槐柳煎水熏洗，次以艾灸七壮即愈。

痔疮出血

内服用当归尾一钱五分，生地二钱，赤芍一钱，黄连二钱，枳壳一钱炒，黄芩一钱炒，槐角三钱炒，地榆二钱炒，荆芥一钱，升麻五分，天花粉八分，甘草五分，生侧柏二钱，水煎服，三四剂后即痛止肿消。外用地骨皮、槐花、韭菜根、朴硝各二两，白矾、苏叶各五钱，葱头七个，用水十五大碗，煎百沸，倾净桶内，令患者坐之，四周密闭，勿令泄气，先熏后洗，待痔出黄水为度。

久远痔漏

取墙上生之绿苔，刮下之，需五钱，火焙干为细末，又以羊蹄壳五副，炒白术、白芷各一两，茯苓二两，槐花五钱，共为细末，米饭为丸，每日临卧先服一钱，后压之，美膳一月即愈。

酒痔

青蒿叶为末，粪前血冷水调服，粪后血酒调服，奇效。

痔漏生管

痔漏生管用：白鸡粪一斤，入瓮内，以开水冲之，人坐瓮口熏之，其管自脱，数日即收口，渐愈，惟坐时须耐久忍痛，始效。

痔痛方

痔痛难忍，木鳖子水磨浓搽，陈醋磨之更妙，初觉痛甚，少倾即止痛消肿，极效。又方，老丝瓜一个，在瓦上炙灰存性，加冰片少许，以麻油调敷痔上，即愈。

痔痒方

水银、枣膏各二两，同研，绵裹纳下部，明日虫出。又方，痔痒难忍，蝎子不拘多少，烧烟熏之极效。

除痔丸方

当归、川连、真象牙末、槐花各五钱，川芎、滴乳香各二钱，露蜂房一个（以槐树上者佳，榆树上次之炒），共为末，黄蜡二两，溶化，入药末为丸，每空心服三钱，漏芦煎汤送下。到五日，漏孔内退出肉管，待二三寸长，剪去之，再出，再剪，管尽肌生而愈。

脓水淋漓洗痔方

胖大海五枚，皮硝一两，五倍子三钱，鱼腥草三钱，生甘草三钱，当归三钱，江枳壳三钱，威灵仙五钱。上药煎浓，洗痔奇效。

敷痔方

土木鳖去壳为末，唾调，贴痔，痛七日即消。一切痈疽肿痛，醋磨涂之皆效。腊月取羊胆一个，入冰片少许，置风处挂干，用时以凉水化开，敷患处极效。

枯痔散

红砒（放旧瓦上火煅白烟将尽取起净末）一钱，枯矾二钱，真乌梅肉（烧存性）二钱、朱砂（飞净）三分，共研极细末，用时以口浸湿手指蘸药，于痔上搓捻，一日三次，初起不肿，五六日出臭水，出尽，其痔干枯，不用上药，轻者七八日痊愈，重者半月收功。诸痔皆效，真奇方也。

结毒方

秽疮初发方

胆矾、白矾、水银各等分捣研，至水银不见星为度，入香油、唾津各小许拌匀，坐于帐内，取药涂两足心，以两手心对足心摩擦良久，再涂再擦，旋即覆被安卧取汗，或俟大便去垢出秽涎为度，每次强者需四钱，羸弱者二钱，续行三日。内服用：土茯苓三斤，生黄芪一斤，当归八两。上方先以水三十碗，将土茯苓煎汤，取黄芪、当归拌匀，微炒，干磨为末，蜜为丸，白汤下三钱，日三，并时行洗澡。

秽疮结毒方

麦冬三两，甘草一两，桔梗、黄芩、连翘、贝母、寒水石

（研细末）各三钱，土茯苓、夏枯草各二两，先以水三升，煎各药得一升半，乃调寒水石末温服，一剂差，二剂效。即以经鼻梁脱落及前阴溃烂者，亦能见效。

秽疮成圈方

本症因疮发已久，行将结痂，复犯房室，遂致作痛生圈。治宜大补气血。以人参、茯苓、甘草各二钱，当归、白术、黄芪各三钱，熟地、土茯苓各五钱，芎䓖一钱，柴胡五分，肉桂三分。上以水煎服，约十剂，当差，虚甚者以多服为妙。外用：人参、粉霜、甘草、轻粉、丹砂、槐米各一钱，石膏二钱，龙脑三分，共研细末，猪胆调搽，极效。

秽疮前阴腐烂方

金银花半斤，土茯苓四两，当归、熟地各二两，黄芪一两，山茱萸三钱，肉桂二钱，北二味子一钱。上捣末，每日沸水调服一两，其功效能阻止前阴溃烂，即已脱落者，亦能重生。

秽疮鼻柱将落方

金银花三两，人参一两，麦冬三两，桔梗一两，苏叶五钱，甘草一两，水五碗，煎取一碗，一剂能辨知香臭而不落矣。

翻花秽疮方

黄芪一两，土茯苓二两，白芍、茯苓各五钱，人参、甘草各三钱，当归、白矾各二钱，水煎服四剂，重者十剂。外用：粉霜、轻粉、龙脑、黄芪（炒）、胡粉各二钱，百花霜、黄丹（水飞）、生甘草各三钱，蚯蚓粪（火焙干）一两，各研细末，点搽自愈。

阳性梅疮方

梅疮有阴阳之分。凡色红作痛而高突者是为阳性，治宜补气之药，佐以化毒之味，方用：人参、白术各五钱，甘草、茯苓各三钱，半夏一钱，陈皮五分，土茯苓、金银花各一两，上以水煎服十余剂差止。外用搽药详下。

阴性梅疮方

本症之候与前症相反，即色虽红而低陷，且患部不痛而痒，治宜补血之药，而辅以消毒之品。方用：熟地、当归各五钱，川芎、茯苓、甘草、天花粉各二钱，白芍一钱，金银花、土茯苓各一两，水煎服二十剂。外用：丹砂、粉霜、轻粉、甘草各一钱，雄黄二钱，孩儿茶三钱，露蜂房（烧灰）五分，龙脑三分，各为细末和匀，猪胆调搽自愈。前症亦可用此药搽之。

梅疮生癣

是为女子感染男子余毒而生者，或疮已告痊，因偶食牛肉，或当风洗浴，或房室过劳，止肤上毒结不散，因而生癣，其候或血干而起白屑者有之，或肉碎而流红水以致淋漓臭秽者有之。内服用：天花粉、威灵仙、胡麻、槐角、甘草各二钱，生地黄、麦冬、天冬各三钱，当归、黄芪各五钱，柴胡、乳香末各一钱，荆芥一钱五分，白鲜皮一钱，上以水煎服，约须十剂。外用，黄柏、雄黄各二钱，孩儿茶三钱，没药、轻粉、粉霜、枯矾各一钱，丹砂五分，龙脑三分，蜗牛十个共为末，猪胆调搽，日数次，三日渐愈。

下疳秘方

初起时即用生黄芪、土茯苓各三两，生甘草三钱，水煎服数剂。外用：轻粉、乳香、百草霜各一钱，孩儿茶三钱，黄柏五钱，水粉、龙脑各三分，上共为末，猪胆调搽。

鱼口方

雄黄、乳香各二两，黄柏一两，上三味共为细末，用新汲水调敷，肿处治消。

横痃方

鲮鲤甲五钱，猪苓二钱，上二味并以醋炙研末，酒下二钱，外亦用鲮鲤甲与轻粉共研末，香油调敷。又方，地榆四两，土炒穿山甲二片，白酒三碗，煎至一碗，空心服，即有脓者，亦愈。

各种瘰病方

鼠瘘

鼠瘘久不愈，可取狼鼠，不限多少常作羹粥任食之，必验。或以白马、牛、羊、猪、鸡等矢屑各一斤，漏芦、藁本各一斤，并于石上烧成灰，研之极细，外以豚脂一升三合，煎乱发一两五钱，令沸，俟发尽乃纳诸药屑，在微火上煎五六沸，药成先去疮痂，以新棉蘸盐汤洗疮，拭之令干，然后敷膏，日凡二次，上覆以帛，裹之，极有效。

蛇瘘

以蛇蜕烧灰，和腊月猪脂，和封之。

虾蟆瘘

用五月五日蛇头及野猪脂，同水衣封之。

蝎瘘

捣茅根汁着孔中，即效。

蜂瘘

取蜂窠烧灰，腊月豚脂，和敷孔中。

蝼蝈瘘

熟牛屎涂之数易，应有蝼蝈出。

蚯蚓瘘

鸡屎、蚯蚓粪等分为末，用牡猪下领骨髓和敷之。

雀瘘

取母猪屎烧灰，腊月豚脂调敷，当有虫出如雀形。

诸疮方

内外臁疮

臁疮有内外之异。因脏腑中蕴有湿毒，乃外发为疮。亦有因打扑扒磕，或遇毒虫恶犬咬破损伤，因而成疮者。治法首宜节欲慎房。内服：人参二钱，白术三钱，茯苓、当归、生黄芪各三钱，生甘草、柴胡、半夏各一钱，金银花五钱，陈皮、升麻各五分，水煎服，连服四剂。外用：龙骨二钱，乳香、没药各一钱，血竭、轻粉各五分，阿魏二分，研成细末，再以水飞净黄丹一两，生芝麻一合，捣末，香油三两，共入锅熬数沸，即加入各药粉末，临起锅时，再以冰片、麝香各一分搅匀，用甘草煮油纸两面，将药膏摊于其上，临用时先用葱二条，将疮口洗净，再将内服药渣用水煎之，洗疮口一次，乃贴药膏于其上，数日可愈。

天泡疮

天泡疮生于头面及遍身手足之间，以夏日居多。治法宜补气而佐之以解暑，则火毒自消，疮亦易愈。方用：香薷、天花粉、生黄芪、炙甘草、黄芩各一钱，白术、茯苓、麦冬各二钱，桔梗一钱五分，人参、厚朴各五分，陈皮三分，水煎服数剂自愈。外用：定粉五钱煅，轻粉五分，雄黄三钱，三者共研成细末，用丝瓜叶捣汁半杯，调搽疮上，其效如神。若在小儿可用香炉盖上胭脂三钱，黄连、青黛各二钱，冰片二分各为细末，用鸡子清或猪胆汁调敷极效。又方，莲蓬烧枯研末，井泥调敷，或用荷花瓣贴之亦可。

翻花疮

翻花疮疮口内肉突出，如菌如蕈，教有此名，虽无痛苦，然久流鲜血，则易致虚损。治宜滋肝补血，益气培元。外用：乌梅煅灰敷之，或以马齿苋煅灰，豚脂调敷。剧者用铜绿、铅粉等分研细，香油调敷；或以苍耳叶捣汁日涂数次，亦有效。

血风疮

血风疮多生于两腿里外之臁上下，远于踝骨，其原起于好饮，初生时小血痒，久则大痒，治法无须戒酒，然后用内药补其气血兼消风湿，外用膏药敷之，不久即愈。方用：白术、当归、柞木枝、薏仁各五钱，茯苓、生甘草、萆薢、泽泻各二钱，肉桂、红花各一钱，黄芪一两，水煎服，愈多愈佳。外用：蚯蚓粪、马齿苋各一两，黄柏五钱，朱砂四钱，血竭、乌柏根、胡粉各二钱，潮脑三钱，轻粉一钱，麝香三分，共为末，以豚脂调为膏，贴于油纸上，视疮之大小贴之，外用包扎，任其出水，换药膏时，先以金银花煎汤温洗，不数日即愈。

天蛇疮

此疮生于肌肤，似癞非癞，由草中花蛛蜘螯伤所致。内服：宜用秦艽煎汤饮之。外用：蜈蚣一条研末，和猪胆汁调涂之。

人面疮

此疮非生于膝上，即生于肘，其形颇似人面，重者有口鼻眼目，皆能运动，状似愁苦，口中与以肉食，则即能化尽。方用：雷丸三钱，轻粉一钱，白茯苓一钱，研极细，和匀敷上，即消。

黄水疮

黄水疮又名滴脓疮，言脓水所到之处，即成疮也。治法宜内服除湿清热之药，佐以凉血之剂。方用：茯苓三钱，苍术、荆芥、蒲公英各二钱，防风、黄芩、半夏各一钱，当归五钱，水煎服四剂。外用：雄黄、防风各五钱，荆芥、苦参各三钱，水煎汤取二次洗疮即愈。

对口疮

生后颈正中处，以鲜茄子蒂十四枚，生何首乌二两，煎服二三剂，未破即消，已破拔脓生肌，虽根盘八九寸宽大者亦效。外用：贝母研末敷之，或寻取韭地蚯蚓捣烂，以凉水调敷。

鱼脊疮

多生筋骨间，坚凝作痛，初起时为白色小泡，渐长成鱼脊状，久则溃流黄水。宜于初起时用老蒜切片，如三文钱厚，置疮上再以艾一团，如豆大安蒜，瓦上烧之，蒜坏再换，痛定乃止。内用：人参、黄芪、白术、茯苓、川芎、金银花、当归各一钱，白芷、皂角刺、甘草、桔梗各五分，水三钱，煎八分，食后服，脾弱者去白芷，倍用人参。

脐鱼疮

生于肘肚与小腿腿肚间，极疼痛。初起一二日，先用灸法，极易解散，内服金银花一两，当归、黄芪各五钱，生甘草、青黛、地榆各二钱，白矾一钱，水煎服。又方，腊猪头骨烧枯研末，生鸡蛋白调搽，数日即愈。

猫眼疮

形似猫儿眼，而有光彩，故名。无脓无血，时痛时痒，一名寒疮。用生草乌三两，生姜二两煨，白芷炒、南星各一两，肉桂五钱共为末，烧酒调敷。多食鸡、鱼、蒜，忌用鲇鱼、虾、蟹。

瓜藤疮

此疮一生十余个，极易滋蔓。宜用尖尾芋、茄子叶、五月艾、葱姜共捣烂，醋煮涂敷。

蜘蛛疮

形如蛛网，痒不能忍。先用苧丹丝搓疮上，令水出，次以雄黄、枯矾等分为末，干擦之极效。

骨羡疮

生于神堂二穴，或膈关、膈俞之穴上，此疮不痛而痒，痒极必搔爬而愈痒，终至皮破肉损，骨乃尽。方用：人参五钱，当归、黄芪各一两，金银花二两，茯苓、贝母各三钱，水煎服数剂后，即痒止而愈。

鬓毛疮

生于头上，状如葡萄，用黄柏一两，乳香二钱五分，共为末，槐花煎浓汁作饼，贴疮口，并用吴茱萸研末，醋调敷两足心，即愈。

羊胡疮

生于下唇及颔下。宜内服除湿清热之剂。方用：茯苓二钱，天花粉一钱五分，炙甘草、白术、苍术、蒲公英、泽泻、猪苓各一钱，白芷、羌活各五分，水煎服。外用：轻粉一钱，黄丹三钱，儿茶炒、黄柏各三钱，枯矾五分，冰片三分，各为细末，掺则干湿，干则香油调敷，数日即愈。

寒毛疮

豆腐渣滓炒热，敷患处，用布包扎，冷则更易，一宿即愈。

缠腰疮

生腰下，长一二寸，或碎如饭，或红肿坚硬，以雄黄研末，醋调敷极效。

坐板疮

生于臀上，痒而兼痛。内服用：白术五钱，茯苓三钱，泽泻二钱，猪苓、黄柏各一钱，肉桂二分，水煎服。外用：萝卜种一两火炙存性为末，敷于新瓦上煨微热，坐于其上数次自愈。或以松香五钱，雄黄一钱研末，湿痒则加苍术三钱，以棉纸捻成条，豚脂浸透，烧取油，搽上立愈。又以灰苋为末掺于疮上亦效。或以轻粉二钱，石膏六钱，共为末，灯油调敷即愈。

蛇窝疮

生于脐腹，上下左右无定处，其形如蛇，重者溃深，轻者腐浅，或有皮肉，蠕蠕暗动，欲行而不可得者。治用：蜈蚣十条，雄黄、生甘草各三钱，研为末，浸于香油二两中，随浸随涂，极效。

诸疮不破

用硇砂二钱五分，轻粉、白丁香各一钱五分，巴豆五分，共为细末，醋调涂疮上，头自破。

毒疮不收口

用轻粉、铅粉各一两，珍珠一钱，飞辰砂四分，冰片二分，共为末，掺疮上不日即收口。

无名恶疮

本方功效极伟，能起死回生，夺造化之权，凡痈疽疔毒及中一切毒禽恶兽肉毒所致之疮，俱可治之。用硼砂、黄丹、硇砂、巴豆（去油）、人言各一钱，朱砂二钱，斑蝥、蟾酥、血竭、乳香、没药各三钱，麝香、半夏各五分，共研细末，用第一次生小儿乳汁捣蜗牛为丸，如黄豆大，每服五七丸，各随症引送下，亦分上下前后服之。

一切风毒

凡肩背腰脊臀腿环踝贴骨等处，感受风寒湿气，致漫肿无头，皮色不变，酸痛麻木者，是名风毒。可急用沉香、丁香、木香各五分，乳香六分，麝香一分，共研匀，将大核桃壳半个，内容药末，至将满，覆痛处，外灸以艾团一二枚，不觉热，十余枚稍觉痛，即愈。

杂类方

癣疮方

凡癣内有虫，治愈复发，非药不效，虫未尽也。复发再治，无不愈矣。头面生癣，如入眼内，即成大麻疯，宜急治之。方用：新鲜皂角刺捣烂一二斤，熬至将成膏时，加好醋熬调，将癣剃破敷之，日剃日敷，自有毒水流出，流尽再敷十日，虽数十年阴头恶癣，无不断根。

阴癣方

蛇床子、豨莶草、川芎、川银、柏花，共煎滚，贮入净桶，坐桶熏之，自能收效（按：川银、柏花，均不明何物，待考）。

烂腿方

炉甘石（拣白色者用），酒坛泥研细，和水打烂，搓团子大，将药包裹泥中，炭火上烧红，取出药冷透，加冰片少许，同研极细末，用熬熟脂油拌匀，敷患处奇效。

裤口风方

大枫子一百个（去壳），枯矾五分，川椒一两，轻粉一两，共研末，和真柏油调搽即愈。

湿疮起泡方

湿疮起泡，用楝树根捣烂取汁，加鸡脚大黄、生矾、生豚油共搅匀，用细夏布包之，用搽患处，见泡以针破之，数日即愈。

秃疮方

头生秃疮，将荸荠捣烂，用白糖调和，涂于疮上，日易二次，惟先须剃光头发，搽之方效。

面疮方

面上生疮，将有壳蜗牛，捣烂摊纸上，贴之即愈，纸上须留一小孔出气，初起用之甚效。

唇疮方

唇疮用旋覆花炙存性研，麻油调敷，自效。

舌疮方

舌疮，用丁香三钱，山豆根五钱，煎水含口中，稍顷吐出，再换含之，一日即愈。

烂脚疮方

活鲫鱼一尾，冰片约百文，灌入鱼肚，澄清尿一桶，鱼入尿桶中，令鱼饱饮再用炭火置瓦上炙干，研末，加芦甘石少许，麻油调敷之，涂后若药干，可用葱头汤洗去，再搽，七日即愈。

鼻疮方

密陀僧、白芷各二钱，共研末，蜡烛油调涂甚效。

流火胀方

用鲜紫苏、凤仙花连根叶洗净，共捣烂，入脚盆中，滚水泡之，以腿架盆上涤洗，用布带水揩擦，数次即愈，即年久者亦能治愈，惟愈后忌食螺蛳。

斑症方

人有一时生热，即便身冷，满体生斑如疹者，乃火从外泄于皮肤，遂郁而生。斑人尽以为热，以寒凉泄火之药治之而不效。有斑不得消而死者，大可伤也。当用：元参、麦冬各一两，白芥子、沙参各三钱，升麻二钱，白芷一钱，丹皮一钱。上方水煎服，一剂斑势减，二剂斑纹散，三剂斑影尽消。此方妙在用元参、麦冬以消斑，尤势在用升麻多，服二剂三剂升麻宜减半，引元参、麦冬以入于皮肤，使群药奏功，故斑无有不消者。

疮毒肠胀如豉方

此名疮豉，由于患疮疥者，其毒肿归入腹，遂成此症，宜戒沐浴。用白僵蚕、红枣各四两，先用水煮枣一二滚，取枣汤将僵蚕洗净，将枣去皮核捣烂，取净肉二两，以僵蚕晒干为末二两，共捣为丸，仍用红枣汤送服，服完痊愈。倘豉胀危急，不及待药与服，用大活蟹四五只（约重斤余）蒸食，饮酒，盖被睡半日，疮发更甚，而豉全消，然后将疮治愈。夫疮豉为死症，疮发易愈也。

疮中生蛆方

诸疮因蝇飞聚而生蛆者，用寒水石细末掺之（须如香灰细，不细则掺上作痛）。如不因蝇聚而生者，则为阴湿所化，可用海参烧枯，研极细末，或用皂矾飞过为末掺之，其蛆即化为水。

第四编　妇科门

乳病方

乳痈

患者乳房胀大坚硬，色现赤紫，衣不得近，痛不可忍。治用：大黄、芍药、楝实、马蹄（炙令黄），上四味各等分，为末酒服方寸匕，覆取汁，当睡着，觉后肿处散不痛，经宿乃消，百无失一，明晨更服一匕。忌动风寒食。

乳岩

本病初起时，用鲜蒲公英连根叶捣汁，酒冲服，随饮葱汤，覆被卧令取汗当愈。如已溃烂，宜用：蜂房、雄鼠矢、川楝子各等分，瓦煅存性，为末，擦之。内用：大瓜蒌（多子者佳）一枚，当归五钱，甘草四钱，没药三钱，乳香一钱，以陈酒二碗煎八分，温服，或去当归加皂角刺一两六钱，效尤速。将愈，加参、芪、芎、术，以培其元。

乳疖

取水仙花之已萎者，悬檐下风干，捣烂敷之，极效。

乳吹

凡妊妇末产而乳房肿曰乳吹。治用：砂仁五分研，冬葵子八分研，蒲公英五钱，括蒌仁三钱，水煎服。外用：生南星为末，温水调敷。

乳肿

桂心、甘草各二分，乌头（炮）一分，共为末，和苦酒涂覆之，脓即化为水，极效。

乳上湿疮

露蜂房五钱，轻粉（煅）五分，龙脑五分，共为末，以金银花煎汁调涂，日三四次，自效。

乳头破裂

龟板（炙）三钱，龙脑五分，研极细，香油调搽。

妒乳方

妇人产后宜勤挤乳，否则令乳汁蓄积，或产后不自饮儿，及失儿、无儿饮乳，皆成妒乳。始用：连翘、升麻、杏仁（去皮尖）、射干、防己、黄芩、大黄、芒硝、柴胡各三两，芍药、甘草（炙）各四两。上以水九升，煮取三升，分服。外用：斛皮水煎汤，洗外患部，极效。

乳汁不下

鲫鱼长七寸一尾，豚脂半斤，漏芦、石钟乳各八两。上以清酒一斗二升，合煮鱼熟药成，绞去滓，适寒温，分五服，其间相去须臾，一饮令药力相及为佳，乳即下。

乳汁无

母猪蹄四钱，洗净，以水二升，煮取一斗，去蹄，内吐瓜根、通草、漏芦各三两，其中煎取六升，去滓，内葱白豉，著少米，煮成稀粥，食后觉微热有汗佳，若仍无乳，更二三剂。

乳汁过多

麦芽（炒）三钱，煎浓汁饮之，日凡一次，乳汁自能减少，惟不可多服，以乳汁减至适量为度。

乳汁过少

猪蹄四枚，黄芪八两，干地黄、当归、川断各四两，牛膝二两，同煮，绞浓汁入蜜四两，熬如饴，每温酒服一匙，乳汁自能增多。

月经病方

月经不调

用白毛乌骨母鸡一只，糯米喂七日，勿令食虫蚁野食，以绳缢死，去毛与肠，以生地黄、熟地黄、天门冬、麦门冬各二两，内鸡腹，以陈酒入陶器煮使烂，取出去药，桑柴火焙至焦枯，再加杜仲（炒）二两，人参、甘草（炙）、肉苁蓉、补骨脂、茴香、砂仁各一两，川芎、白术、丹参、当归各二两，香附四两。上以醋渍三日后，焙干研末，和前药酒，调面糊为丸，空腹温酒下五十丸。

月经不通

桃仁、朴硝、牡丹、射干、土瓜根、黄芩各三两，芍药、大黄、柴胡各四两，牛膝、桂心各二两，水蛭、虻虫各七十枚。上十三味，以水九升，煮取二升，去滓分三服。

室女经闭

黄芩、牡丹、桃仁、瞿麦、芎劳各二两，芍药、枳实、射干、海藻、大黄各三两，虻虫七十枚，蛴螬十枚，水蛭五十枚。上以水一斗，煮取三升，分三服，服二剂后，灸乳下一寸黑员际各二十壮。

不期经先

如德性温和素无他疾者，则其血盛，且有热也，用归身、川芎各七分，赤芍、生地、知母、麦冬、地骨皮各一钱，甘草五分，水煎空心服。如心急躁多怨多妒者，则其气血具热，且有郁也，用制香附炒研，归身、川芎、白芍、条芩炒、黄连各一钱，生草五分，生地七分，水煎服。如形瘦素无他疾者，则骨血热也，用归身、生地、川芎、赤芍、黄芩炒、黄连炒各一钱，生草五分，水煎，食前服，兼服三补丸和之。三补丸：黄芩、黄柏、黄连俱炒各等分，蜜丸开水下。如形瘦素多疾且热者，则其冲任内伤也：用四物人参知母汤：归身、白芍、台党、熟地、知母、麦冬各一钱，川芎七分，炙草五分，姜枣引，水煎食前服，更宜常服地黄丸。地黄丸，治女子冲任损伤及肾虚、血枯血少血闭之症，用熟地八两，山药四两，山萸肉四两，白茯苓、丹皮去骨、泽泻去毛各三两，蜜为丸，空心开水下。如曾误服辛热暖宫之药者，则其冲任伏火也，用四物加黄柏知母汤：归身、赤芍、生地、黄柏（炒）、知母、木通各一钱，川芎七分，生草五分，水煎食前服，更服三补丸，见前和之。如形肥多痰多郁者，则其血虚气热也，用归身、川芎、生地各七分，陈皮去白、法半夏、云苓、生草各五分，条芩炒、香附、童便炒、黄连各一钱，姜引，水煎服。

过期后经

如德性温和素无疾者，则其气血少也，用八物汤：川芎、白芍、茯苓、台党、归身，生草、生地、白术各等分，姜枣引水煎后食后服。如性急躁多怒多妒者，则其气逆血少也，照上八物汤加香附炒、青皮各等分，水煎服，兼常服苍沙丸以调之。苍沙丸和中开郁，苍术米泔水浸，香附童便浸一日夜各三两，条芩酒炒一两，共为末，汤浸蒸饼为丸开水下。如形瘦素无他疾者，则其气血俱不足也，用十全大补汤：台党、白术、土炒茯苓、炙草、当归、川芎、白芍俱酒炒、熟地、炙芪各一钱，肉桂五分，姜枣引水煎服。如形瘦食少，则其脾胃衰弱，气血虚少也，用异功散加当归川芎汤：台党、白术、茯苓、炙草、陈皮、归身、川芎各一钱，姜枣引兼服地黄丸，见前。如肥人及饮食过多之人，则其湿痰壅滞躯肢迫塞也，用六君子加归芎汤：台党、白术、茯苓、炙草、陈皮、半夏制、归身、川芎、香附各一钱，姜引兼服苍沙丸，见前。如素多痰者则其脾胃虚损气血失养也，用参术大补丸：台党、川芎、砂仁、石菖蒲各五钱，白术、茯苓、陈皮、莲肉、归身各五分，炙草三钱，山药一两，共为末，薄荷包，米煮饭为丸米汤下。

一月数经

如性急多怒气者，则其伤肝以动冲任之脉，用四物加柴胡汤：归身、川芎、白芍、生地、柴胡、党参、条芩、生草、黄连煎服，更宜常服补阴丸以泻冲任之火。补阴丸：黄柏、知母去皮毛炒，各等分，蜜为丸，每服五十丸。如曾服辛热之药者，用四物加黄柏知母汤及三补丸，见前。如伤冲任之脉者，用四物党参知母麦冬汤及地黄丸，见前。

数月一行

瘦人，则其脾胃弱气血虚，用十全大补汤及地黄丸，见前。痰肥人则其多痰兼气血虚，用六君子加苍沙导痰丸：党参、川芎、半夏各七分制，甘草五分，白术、云苓、陈皮、苍术、米泔水浸、归身、香附童便炒、枳壳各一钱，姜引。苍沙导痰丸：香附童便炒、苍术各二两，陈皮、云苓各一两五钱，枳壳、半夏制、南星、炙草各一两，生姜自然汁浸面饼为丸，淡姜汤下。

经期不准

悉从虚治用加减八物汤：台党、白术、茯苓、炙草、当归、川芎、陈皮、丹参、香附制、丹皮各一钱，姜枣引，水煎服。乌鸡丸专治妇人脾胃虚弱，冲任损伤，血气不足，经候不调，以致无子者，服之屡验：白毛乌骨雄鸡一只（查《药物备要》便知），以糯米喂养七日，勿令食虫野物，用绳吊死，去毛与肠，杂以一斤为率，用生地、熟地、天冬、麦冬各二两，放鸡肚内，甜美醇酒十碗入砂罐，煮烂取出，再用桑柴火上焙去药，更以余酒淹尽，焙至焦枯研细末，再加杜仲二两，盐水炒去丝，台党、炙草、肉苁蓉酒洗、补骨脂炒、水茴、砂仁各一钱，川芎、白术、丹参、归身、茯苓各二两，香附四两醋浸三日焙，共研末，和上末酒调面糊为丸，每服五十丸，空心温酒下，或米汤下。乌鸡汤：与上乌鸡丸同功，白毛乌骨鸡一只，一切与上同，益母草一两，小黑豆一茶杯，共放鸡腹内，水酒各半，蒸熟空心食，鸡与汤食一二次，以后月经时刻不差，其效无比。

经行或多或少

瘦人经水来少者，则其气血虚少也，用四物加人参汤：台党、川芎、白芍、归身、生地、香附童便炒、炙草各二钱，姜枣引水煎服。肥人经水来少者，则其痰碍经隧也，用二陈加芎归汤：陈皮、茯苓、归身、川芎、香附童便炒、枳壳各一钱，半夏八分，炙甘草五分，滑石三分，姜引水煎服。凡经水来太多者，不问肥瘦，皆属热也，用四物加芩连汤：归身、白芍、知母、生地、条芩、黄连各一钱，川芎、熟地各五分，黄柏七分，水煎服，兼服三补丸，见前。

月经逆行

犀角、白芍、丹皮、枳实各一钱，黄芩、橘皮、百草霜、桔梗各八分，生地一钱，甘草三分，水二升，煎取八合，空腹服下，数剂自愈。又或以茅草根捣汁，浓磨沉香服五钱，并用醭醋贮瓶内，火上炙热气冲两鼻孔，血自能下降。

痛经

妇人行经时，腹痛如绞，谓之痛经。其症有郁热与虚寒之异。郁热者宜用：黄连（酒煮）八两，香附（炒）六两，五灵脂（半炒半生）三两，当归尾二两，上捣筛粥为丸，空服汤下三四钱，服久自愈。若系虚寒，则用人参、黄芪、当归、白桑各一两，肉桂一钱，附子（炮）一枚，水煎服至二三十剂当愈。

经前腹痛

当归尾、川芎、赤芍、丹皮、香附（制）、元胡索各一钱，生地黄、红花各五分，桃仁二十五粒，水煎服。瘦体加黄连、黄芩各一钱，肥体加枳壳、苍术各一钱。

经后腹痛

人参、香附、白术（醋炒）、茯苓、当归、川芎、白芍、生地黄各一钱，甘草（炙）、木香各五分，青皮七分，姜枣引，水煎服。

经来色紫

当归尾、川芎、赤芍、香附、生地黄、黄连、丹皮、甘草各一钱，水煎服。

经来色黄

当归、乌药、川芎、元胡索、茴香、白芍各八钱，熟地黄一钱，姜枣引，水煎空腹服。

经来色绿

附子三钱，鹿茸一钱，山药、肉苁蓉、肉桂、蒲黄（炒）、当归、黄肉各五钱，白芍一两，熟地一两五钱，乌骨鸡肉（去皮油酒蒸）三两，共捣米糊为丸，空腹酒下一百丸。

经来色淡

人参、白术、茯苓、归身、川芎、白芍、熟地黄、黄芪（炙）、香附（制）各一钱，甘草（炙）五分，姜枣引，水煎服。

经来呕吐

白术一钱，丁香、干姜各五分，上捣筛为散，空服米汤下。

产前产后方

安胎秘方

厚朴（姜汁炒）、蕲艾（醋炒）各七分，当归（酒炒）、川芎各一钱五分，黄芪、荆芥穗各八分，菟丝子（酒泡）一钱，白芍（酒炒）二钱，羌活、甘草各五分，枳壳（面炒）六分。上以水二碗，煎取一碗，临服时再用贝母去心为末一钱，以药冲服。此方功效极伟，凡妊娠七月者服一剂，八月者服二剂，九月十月皆服三剂，临产服一剂。且凡胎动不安，势欲小产，及临产艰危，横生逆产，儿死腹中，皆可服之，极有奇效，惟预服者，空心温服。保产及临产者，皆临时热服，一剂不足，继以二剂。如其人虚弱，可加人参三五分，更佳。迨已产后，切忌入口，慎之。

胎动秘方

用生地黄捣烂取汁，煎沸，入鸡子白一枚，搅服颇效。或服安胎药（见前）亦佳。

胎动欲堕

当归、芎藭、阿胶（灸）、人参各一两，大枣十二枚，以水三升，酒四升，合煮取二升半，分三服，五日一剂，频服三四剂，无所忌。

顿仆胎动

当归、芎藭、甘草（灸）、阿胶（灸）、芍药各二两，艾叶三两，干地黄四两。上以水五升，陈酒三升，合煮取三升，去滓内胶，更上火令胶烊，分三服，日三，不差更作。

胎下血

阿胶二两，川芎、当归、青竹茹各五两，以水一斗五升，煮银二斤，取六升，去银内药，煎取二升半，内胶令烊，分三服，不差仍作。

数堕胎

黄氏、吴茱萸、干姜、人参、甘草（炙）、芎䓖、白术、当归、干地黄各二两，共捣散，清酒服一匙半，日再服，加至两匙为度。或用熟艾五斤，煮焙干为末，木鳖子五枚研细，大赭石二两，米醋淬七遍，同为末，枣肉为丸，梧子大，每服三十丸，米汤饮下。

漏胞

妇人妊娠已达数月，经水犹时时来，是名漏胞。治用赤小豆五升，种于湿地，令发芽，然后干之为末，温酒下方寸匙，日三，得效便停。

子烦

妇人妊娠时，常若烦闷，是名子烦。方用：竹沥一升，麦冬、防风、黄芩各三两，茯苓四两。上以水四升，合竹沥煮取二升，分三服，不差再作。

子淋

地肤草、大黄各三两，知母、黄芩、猪苓、芍药、枳实（炙）、升麻、通草、甘草（炙）各二两。上十味，以水八升，煮取三升，分三服。

子肿

妇人妊娠数月后，面目身体四肢浮肿者，此系胎气泛滥，名曰子肿。方用：大腹皮、生姜皮、桑白皮、茯苓皮、白术、紫苏各三铢，大枣三枚，水煎汤，别以木香磨浓汁三匙，冲服。

子悬

妇人妊娠五六月后，胎气不和，上奏心腹，胀满疼痛，谓之子悬。治用：紫苏、橘皮、大腹皮、川芎、白芍、当归各一钱，潞党、甘草（炙）各五分，生姜一钱半，葱白七寸，煎，空心腹。

子痫

妊娠临月，忽愦闷不识人，吐逆眩倒，少醒复发，名为子痫。治用：贝母、葛根、丹皮（去心）、木防己、防风、当归、芎劳、肉桂、茯苓、泽泻、甘草（炙）各二两，独活、石膏、人参各三两，以水九升，煮取三升，分三服。贝母令人易产，若未临月者，升麻代之。

子鸣

妇人妊娠至七八月时，向高取物，子在腹中，其口与所含之物脱离，遂发声而号，谓之子鸣。治法：不必用药，但以豆一握，遍撒地上，令妇人俯身拾之，豆尽而病自止。

子满

妇人妊娠至七八月，胎已长成，腹部膨大，逼迫子户坐卧不安，是名子满。治用：白术、黄芩、苏叶、枳壳、大腹皮各一铢半，砂仁五分研，甘草（炙）三分，生姜八分，水煎，空腹服。

妊娠心痛

雨竹茹一升，白蜜三两，羊脂八两。上三味合煎，食前服，如枣核大三枚，日三。

妊娠伤寒

石膏八两，大青、黄芩各三两，葱白一升，前胡、知母、栀子仁各四两，水七升，煮取二升半，去滓，分五服，相去如人行七八里久，再服。

妊娠霍乱

白术、紫苏、条芩各钱半，藿香、橘皮、甘草各一钱，砂仁（研）五分，姜枣引，水煎服。

妊娠患疟

常山二两，黄芩三两，甘草一两，石膏八两，乌梅十四枚。上以酒水各一升半，合渍药一宿，煮三四沸，去滓，初服六合，次服四合，后服二合，凡三服。

妊娠腹痛

取鲜生地黄三斤，捣碎绞取汁，用清酒一升合煎，减半顿服。

妊娠下痢

人参、黄芩、酸石榴皮各四两，樗皮四两，粳米三合，水七升，煮取二升半，分三服。

妊娠恶阻

患者心中愤闷空烦，吐逆恶闻食气，头眩体重，四肢百节疼烦沉重，多卧少起，恶寒汗出，疲极黄瘦。治用：半夏、生姜各三十铢，干地黄、茯苓各十八铢，橘皮、旋覆花、细辛、人参、芍药、芎劳、桔梗、甘草各十二铢。上以水一斗，煮取三升，分三服。

妊娠吞酸

人参、白术、半夏、陈皮、茯苓、甘草（炙）、枳实（炒）、神曲（炒）、砂仁（研）各五分，姜引水煎，食后服。

妊娠呕吐

青竹茹、橘皮各十八铢，茯苓、生姜各一两，半夏三十铢。以水六升，煮取二升半，分三服，不差重合。

妊娠尿血

黍穰烧灰，酒服方寸匙，日三。若气体虚寒者，宜用：桂心、鹿角屑、大豆黄卷各一两，共捣末，酒服方寸匙，日三服。

妊娠滑胎

牵牛子一两，赤土一钱，共研末，白榆皮煎汤下，每服一钱。

堕胎溢血

丹参十二两，以清酒五升，分三服，日三。

胎动冲心

吴茱萸研末，酒调敷足心，胎安即洗去。

因惊胎动

黄连为末，酒下方寸匙，日三。

胎死腹中

蟹爪一升，甘草一尺，阿胶三两。上三味，以东流水一斗，先煮蟹爪、甘草，得三升，去滓，次内胶令烊，顿服之，不能分再服，若人困，拗口内药，药入即活。煎药作东向灶，用苇薪煮之。

难产秘方

槐枝二升，榆白皮、大麻仁各一升，瞿麦、通草各三两，牛膝五两。上以水一斗二升，煮取三升半，分五服。

横产

菟丝子为末，酒或米汁服方寸匙，即生。车前子亦效，服如上法。

逆生

以盐涂儿足底，又可急爪搔之，并以盐摩产妇腹上，即顺。

胞衣不下

牛膝，瞿麦各一两，当归、通草各一两半，桂心一两，葵子八两。上以水九升，煮取三升，分三服。

产后血晕

荷叶（炙）二枚，蒲黄一两，甘草（炙）二两，白蜜一匙，地黄汁半升。上以水三升煮取一升，去滓，下蒲黄、蜜、地黄汁，暖服，立差。

产后余血不尽

生地黄汁一升，芍药、甘草（炙）各二两，丹参四两，蜜一合，生姜汁半合。上以水三升，煮取一升，去滓，内地黄汁、蜜、姜汁，微火煎一二沸，一服三合，日二夜三。

产后恶露不绝

泽兰八分，当归、生地黄各三分，芍药十分，甘草（炙）六分，生姜十分，大枣十四枚。上七味以水九升，煮取三升，分三服，欲死涂身，得差。

产后腹痛

当归、芍药、干姜、芎劳各六分。上四味捣散，酒服方寸匕，日三。

产后心痛

蜀椒二合，芍药三两，半夏、当归、桂心、人参、甘草（炙）各二两，生姜汁五合，茯苓二两，蜜一升。上以水九升，煮椒令沸，下诸药煮取二升半，去滓，下姜汁、蜜等，更煎服三升，一服五合，渐至六合尽，升冷饮。

产后中风

独活八两，葛根六两，生姜五两，甘草（炙）二两。上以水六升，煮取三升，分三服，微汗佳。

产后发热

虎魄一两，生地黄半斤。上将地黄于银器中炒烟尽，合地上出火毒，研末。每虎魄一两，以地黄末二钱匀合，用童子小便与酒盅半调下一钱，日三服。

产后下痢

赤石脂三两，甘草（炙）、当归、白术、黄连、干姜、秦皮各二两，蜀椒、附子（炮）各一两。上捣筛，蜜和丸桐子大，酒下二十丸，日三。

产后便秘

人参、麻子仁、枳壳（麸炒）。上共捣筛，蜜和丸，梧子大，每服五十丸，米汤饮下。

产后小便频数

鸡肶胵二具，鸡肠三具洗，干地黄、当归、甘草、厚朴、人参各二两，蒲黄四两，生姜五两，大枣二十枚，水一斗，煮肶胵及肠、大枣，取七升去滓，内诸药，煎取三升半，分三服。

产后淋沥

葵根二两，车前子一升，乱发（烧灰）、大黄、桂心、滑石各一两，通草二两，生姜六两，冬瓜汁七合。上以水七升，煮取二升半，分三服。

产后风瘫

初起者用野蔷薇子，须择大红色煮一两，酒煎服，一次即愈。如日久两手不能提举，可用野蔷薇花四两，当归二两，红花一两，陈酒五斤。上以各药内酒中渍数日，随量饮之，两料痊愈。

产后腰痛

败酱、当归各八分，川芎、白芍、桂心各六分，水煎，分二次服之。忌葱。

产后口渴

括蒌四两，麦门冬（去心）、人参、干地黄各三两，甘草（炙）二两，干枣二十枚，土瓜根五两。上以水八升，煮取三升半，分三服。

产后盗汗

吴茱萸三两，以清酒三升渍一宿，煮取二升，去滓，半分之，顿服一升，日再，间日再作服。

产后自汗

猪膏、生姜汁、白蜜各一升，清酒五合。上药煎令调和，五上五下，膏成，随意以酒服方寸匙。

产后崩中

荆芥穗五钱，炒黑，煎服，立止。

产后衄血

荆芥穗三钱，炒黑研末，童子小便下，极效。

产后带下

羊肉二斤，香豉、大蒜各三两，酥一杯，水煎服。

产后阴下脱

吴茱萸、蜀椒各一升，戎盐如鸡子大一撮。上三味，皆熬令变色，为末绵裹如半鸡子大，内阴中，日一易，二十日差。若用皂荚、半夏、大黄、细辛各十八铢，蛇床子三铢。上五味捣末，用薄绢囊盛，大如指，纳阴中，日二易，即差。

产后玉门不闭

石硫黄（研）、蛇床子各四分，菟丝子五分，吴茱萸六分。上四味，捣散，以汤一升，投方寸匙，以洗玉门，差止。

产后子肠掉出

枳壳，煎汤洗之，三五日后，自然脱落。惟宜慎避风寒。

产后阴痿

亦名子宫脱出。用人参二钱，黄芪（炙）、白术（炒）各钱半，甘草（炙）、陈皮（去白）各一钱，当归五分，升麻三分，生姜三片，大枣三枚，水煎服，连服三四剂自愈。别以荆芥穗、薷香叶、臭椿树皮各六七钱煎汤，时时洗之。

产后阴冷

五加皮、杜仲各一斤，蛇床子、枸杞子各一升，乳床

（即孔公叶）、天门冬四两，干姜三两，干地黄、丹参各二两。上以绢袋子盛酒二斗，渍三宿，一服五合，日再，稍加一升佳。

产后阴肿

羌活、防风各一两，煎汤，熏洗，极效。

阴部病方

阴脱出

皂荚（去皮子炙）、半夏（洗）、大黄、细辛各四分，蛇床子六分。上捣散，薄绢袋盛如指大，内阴中，日二易。内用：当归、黄芩、牡蛎（熬）各二两，芍药一两半，猬皮一两。上捣散，酒下方寸匕，日三，禁举重。

阴挺

蜀椒、乌梅、白及各二分。上捣筛，以方寸匙，绵裹内阴中，入三寸，匙中热，明日更着，差止。

阴吹

阴吹者，因胃气下泄，阴中出声，如大便失气之状，连续之绝。治用：猪膏半斤，乱发如鸡子大三枚。上合煎之，发消药成，分二次服，病从小便出。

阴痛

防风三两，大戟二两，蕲艾五两。上以水一斗，煮取五升，温洗阴中，日可三度，良。

阴痒

蚺蛇胆、雄黄、石硫黄、蛛砂、峭粉（思邈按：水银粉即谓之峭粉）、藜芦、芫荑各二分。上捣研极细，和匀，以豚脂和如泥，取故布作篆子如人指，长一寸半，以药涂上，插孔中，日一易，易时宜以猪椒根三两，煮汤洗，干拭内药佳。

阴冷

阴冷如冰，或小腹时痛。此由于风冷客子脏；肥盛者，或因湿痰下流。治疗方：由于风冷者，宜服五加皮酒，方用：五加皮、干姜、丹参、蛇床子、熟地、杜仲各三两，杞子一两，钟乳粉四两，上药煮酒，随时随量服之；由于湿痰者，方用：苍术、白术、半夏（制）、茯苓各三钱，陈皮（去白）二钱，甘草一钱，上药加姜三片，水煎服。又方，川椒、吴茱萸为末，炼蜜丸如弹子大，绵裹纳阴中。

阴蚀

妇人阴中生疮，名曰䘌疮，或痒，如虫行状，淋露脓汁，渐至阴蚀几尽。其因由于心神烦郁，胃气虚弱，以致气血留滞。治疗之方，宜用：甘草、干漆各一两，黄芩、干地黄、当归、芍药各二两，鳖甲五两。上药细切，以水七斤，煮耗一半，以绵帛纳汤中，搨汤处，良久即易，日二度，熏洗之。

阴肿

阴肿而玉门焮赤，并两拘俱痛，憎寒发热，小水涩少，此系肝经湿热所致。方用：龙胆（酒炒）三分，黄芩（炒）、栀子（酒炒）、泽泻各一钱，木通、车前子各五分，当归（酒洗炒）二分，柴胡一钱，甘草、生地（酒炒）各三分。上十味，水煎服。外用：海螵蛸、人中白等分，上为末，调敷；或用蒜汤洗之，能消肿止痒。

阴外生疮

妇人阴外生疮。方用：黄柏（炒）、儿茶、白薇（炒）、蚯蚓粪（炒）、铅粉（炒）、乳香（炒去）、樟脑各三钱，冰片二分，麝香一分，轻粉五分。上为末，调匀，掺上，虽日久不愈者，五日痊愈，奇效。

吊阴

此症系二筋从阴吊起，上至乳际，疼痛异常，身上发热。方用：川楝子、猪苓、槟榔、泽泻各八分，麻黄六分（春用三分），木香三分，小茴香、白术、乌药、乳香、元胡、大茴各一钱。上药加姜三片，葱一根，水煎，对火服，发汗，二剂即愈。

后阴病方

痔瘘

妇人痔瘘，亦有数种，分列于下：（一）牡痔：肛边发露肉珠，状如鼠属，时滴溃脓血者是。（二）牝痔：肛边生疮肿痛，突出一枚，数日脓溃，即散者是。（三）脉痔：肠口大颗发瘢，且痛且痒，出血淋沥者是。（四）肠痔：肠内结核有血，寒热来往，登溷脱肛者是。（五）血痔：每遇大便，清血随下不止者是。（六）酒痔：每遇饮酒发动，疮肿痛而流血者是。（七）气痔：忧恐，郁怒适临乎前，则立见肿痛，大便艰难，强力则肛门不收者是。上列七症多因胎产经行，饮食起居，六淫、七情失调所致。方用：木香、荆芥穗、黄柏各三钱，枳壳（去瓤麸炒）、厚朴各半两，黄连一两，刺猬皮一个（烧存性），当归四钱。上药为末，面糊为丸桐子大，每服二三十丸，温水，食前，日三服。外用：鳖甲、露蜂房、蛇蜕、猪后悬蹄、猬皮、五味烧存性各二钱，麝香一分。共为末，每服一钱，空心，生地黄煎汤调下，更傅之。

脱肛

肛门翻出不易收进，如因气虚下陷而脱者，治用：黄芪（炙），人参、云术（炒）各一钱五分，甘草（炙）一钱，陈皮五分，当归一钱，升麻、柴胡各五分，上加生姜三片，大枣二枚，水煎温服。如因肠胃有火，肿痛下脱者，方用：当归、熟地各三钱，川芎一钱五分，白芍（酒炒）二钱，上药水煎服。又治脱肛，方用：苦参、五倍子、陈壁土各等分，煎汤洗之，以木赋末敷之。

崩漏带下

崩中秘方

妇人崩中，昼夜十数行，各药不效，宜急用芎䓖八两，以酒四升，煎取三升，分三服。不饮酒者，水煎亦得。

崩中去血

龙骨、赤石脂各六分，乌鲗鱼骨、牡蛎粉、肉苁蓉各五两，鳖甲（炙）、芍药、续断各八分。上捣散，饮服方寸匙，日三，渐加之。

漏下不止

鹿茸、阿胶各二两，乌铡骨、当归各二两，蒲黄一两。上治下筛，空腹酒服方寸匙，日三夜二。

漏下去青

大黄、黄芩、白薇各五钱，桂心、牡蛎各六钱。右治下筛，空腹酒下方寸匕，日三。

漏下去黄

黄连、大黄、桂心各五钱，黄芩、蟅虫、干地黄各六钱。上治下筛，空腹酒下方寸匙，日三。

漏下去白

鹿茸一两，白蔹十八铢，狗脊半两。上治下筛，空腹米饮下方寸匙，日三。

漏下去赤

白术二两，黄芩一两半，白薇五钱。上治下筛，空腹酒下方寸匙，日三。

带下秘方

枸杞一升，生地黄五升，以酒一斗，煮取五升，分三服。

赤白带下

禹余粮、当归、芎䓖各一两半，赤石脂、白石脂、阿胶、龙骨、石韦各一两六钱，乌铡骨、黄柏、白蔹、黄芩、续断、桑耳、牡蛎各一两。上为末，蜜丸梧子大，空腹饮下十五丸，日再加至三十丸为度。

带下有脓

白芍、白矾各五钱，白芷一两，单叶红蜀葵二两。上为末，蜡和丸梧子大，空腹及食前各服十丸，脓尽自愈。

白淫

是为男精射入不能摄收，即随小便而出者。用风化石灰一两，茯苓三两研末，糊丸如梧子大，空腹米饮下二三十丸。

白浊

陈皮、半夏（制）、茯苓、白术、益智仁（盐水炒研）、苍术各一钱，升麻、柴胡各七分，甘草（炙）五分，生姜五片。上以水煎服。

瘕病方

妇女鳖瘕

本症之原为妇人月水新至，其人剧作，劳罢汗出，衣服湿润，不以时去之，或当风睡卧，足践湿地，或入水洗浴，不以时出，神不守舍，则水气与邪气乘之，是生鳖瘕。其候少腹内切痛，有物如小杯，左右上下于腹中，若存若亡，腰背亦痛，月水不痛，面目黄黑，脱声少气，患此者，令人绝子。治用：大黄六分，干姜、侧子各半分，附子、人参各九铢，䗪虫（熬）一寸匕，桂心一两六铢，细辛、土䗦各十八铢，白术一两。上捣散，酒下方寸匕，三瘕自下。

妇女狐瘕

本症之原，为妇人月水当日数来，而反悲哀自恐，或以远行，逢暴风疾雷电惊恐，被湿罢倦，少气，精神游亡，邪气入于阴里不去，是生狐瘕，其害能食人子藏，令人月水闭而不通，胞门子户不受男精，状似有身，嗜食多呕，患此者终身无子。治用：新死鼠一枚，裹以新絮，涂以黄土，穿地埋鼠其中，以桑薪灼其上，一日夜取出，去絮，内桂心末六铢，酒服二方寸匕，病当下，甚者不过再服，差止。

妇女蛇瘕

本症之原，为妇女月水已下，新止适闭未复，胞门子户劳动，阴阳未平，荣卫分行，若中风暴病，或起行当风，或坐湿地，或行远道，并饮污井之水，进不洁之食，使蛇鼠之精，吞入腹中，是生蛇瘕。其患能上食人之肝心，越时既多，腰背股胫俱痛，时发寒热，月水多寡不定，患此者不复生子。治用：大黄、黄芩、芒硝各半两，甘草（炙）大如指者一尺，乌鲗骨二枚，皂荚（去皮子尖）六枚。上以水六升，煮之三沸，去滓下硝，适寒温，空腹服之，当下。

妇女血瘕

本症原因为妇人月水新下，未满日数而中止，因饮食过度，五谷气盛，溢入他藏，血下走于肠胃之间，流落下去，内有寒热，与月水会合，是生血瘕。其候腰痛不可俯仰，横胁下有积气，牢如石，少腹背膂腰股皆痛，阴裹若生子，月水不时，令人无子。治用：干姜、乌鲗骨（炙）一两，桃仁（去皮尖熬）一两。上捣散酒下二方寸匕，日二，并用大黄、当归各半分，山茱萸、皂荚（去皮尖炙）各一两，细辛、戎盐二六铢。上捣散以香脂丸如指大，以绵裹内阴中，正坐良久，瘕当下。养如乳妇之法。

妇女燥瘕

本症原因为妇人月水下恶血未尽，于暑月中疾走或操劳，致气急汗流，遂令月水与气俱不通利。其候在腹中有物大如杯，能上下流动，时欲呕吐，卧时多盗汗，足酸不耐久立，小便失时，忽然自出若失精，大便涩难，有此病亦令人少子。治用：大黄（如鸡子大）一枚，干姜二两，鸿肶胵中黄膜（炙）一枚，黄连二两，桂心一尺，䗪虫（熬）三枚，厚朴（炙）十铢，郁李仁（去皮尖熬）一两。上捣散，空腹以温酒一盏和三钱匕顿服，瘕当下，三日内勿近男子。

妇女脂瘕

本症原因，为妇人月水新下，或生未满三十日，其人未复，以合阴阳，遂生脂瘕。其候四肢肿满痛痹，腰背如刺，腹中切痛，时或头眩，月水不时，大小便血不止，令人无子。治用：皂荚（去皮子）十八铢，矾子（烧）六铢，五味子、蜀椒、细辛、干姜各半两。上捣散，以香脂和如大豆，着男子阴头，以合阴阳，不三行，其瘕乃愈。

妇女黄瘕

本症之原因，为妇人月水始下，若新伤坠，血气未止，卧寝未定，脏腑虚弱，因向大风便利，是生黄瘕。其候四肢寒热，身重淋露，卧不欲食，左胁下有气结牢，腰背相引痛，月水不利，善令人不产。治用：皂荚（炙去皮子）、蜀椒各一两，细辛六分。上捣散，以三角囊大如指，长二寸贮之，取内阴中，闷则出之，已则复内之，恶血必出，乃跣以温汤，三日勿近男子。

妇女青瘕

本病之原因，为妇人新生未满十日起行，以汤浣洗太早，阴阳虚，玉门四边皆解散，又或当风睡卧，及居湿地及湿席，不自谨慎，能令恶血不除，结热不得散，则生青瘕。其候左右胁下有气，喜睡，不可多食，四肢不欲动摇，恍惚善梦，手足肿，面目黄，大小便难，令人少子。治用：戎盐一升，皂荚（炙去皮子）五钱，细辛一两六钱。上捣散，以三角囊大如指，长三寸，贮之，内阴中，但卧瘕当下，青如葵汁。

不孕病方

情郁不孕

妇人郁情不宣，不能成孕，盖情不宣则经不调故致不孕。治疗方法：用香附子不拘多少，去毛，与麓皮米泔水浸一宿，晒干，用上好米醋，砂锅内煮之，旋添醋旋煮，以极烂为度，取出焙干，为末，仍用醋糊为丸，如桐子大，每服五七十丸。

血虚不孕

妇人因血虚而经水不调，或多，或少，或前，或后，或肚腹疼痛，或色淡如水，或紫如血块，或子宫虚冷，或崩漏带下，不能受孕。其因血虚气盛，经水不调者，方用：当归（酒洗）、川芎、吴茱萸（炒）各四钱，熟地黄（酒洗）、香附（炒）各六钱，白芍药、白茯苓（去皮）、玄胡索各三钱。上锉作四剂，每一剂加生姜三片，水一碗半，煎一碗，空心温服，渣再煎，临卧服，待经至之日服起，一日一剂，药尽经止，斯时，求孕，定如遂心，纵不成孕，经当对期，俟经来再服四剂，必孕无疑。若过期而经水色淡者，加官桂炒、干姜、熟艾各二钱；若先期三四日色紫者，加茯苓三钱。如因血气两虚者宜用：当归（酒洗）、白芍药（炒）、肉苁蓉各一钱，熟地黄（酒洗）、白术、茯苓各一钱，人参五分，川芎三钱。上锉，水煎服，每月经前三服，经正行三服，经行后三服。

宫冷不孕

妇人子宫久冷，不能成孕者，由于宫冷则不能受孕，方用：附子、白薇、半夏、茯苓、杜仲、厚朴、当归、秦艽各三两，防风、肉桂、干姜、牛膝、沙参各二两二钱，细辛、人参各四钱。上药为末，炼蜜为丸，如桐子大，每服五十丸，空心酒下，无效更加丸数，经调受补者，服七日即效，孕后忌服。又方用：当归、芍药、熟地黄、生地黄、香附子、蕲艾各一两，陈皮、藿香、白芷、牡丹皮、藁本各五钱，丁皮、木香各三钱。上为细末，酒糊丸，每服三钱，热酒下。

痰塞不孕

凡肥盛之妇，禀受甚厚，恣于酒食，经水不调，由于躯脂满溢，闭塞子宫，不能成孕。方用：半夏（姜制）、南星（火炮）、橘红、枳壳（去瓤麸炒）、茯苓、滑石（研细）各一钱，川芎、防风、羌活各五分，车前子七分。上切细作一服，加生姜五片，水煎，空心服，以干物压之。又方：南星、半夏、羌活、苍术、台芎、滑石。上剂，水煎服。

杂类方

断产秘方

蚕子故纸一方，烧为末，酒服之，终身不产。或以油煎水银，一日勿息，空腹服枣大一丸，永断，不损人。如已有身，欲去之，可用括蒌、桂心各三两，豉一升，以水四升，煎一升半，分服之。

转女胎为男胎方

凡妇人始觉有孕，急服此方，能转女为男，并得安胎。丹参、川断、芍药、白胶、白术、柏子仁、甘草各二两，人参、芎䓖、干姜各三铢，吴茱萸、橘皮、当归各一两十八铢，白芷、冠缨（烧灰）各一两，干地黄一两半，芜荑十八铢，犬卵（干）一具，东门上雄鸡头一枚。上为末，蜜和丸梧子大，酒下十丸，日再，稍加至二十丸，又以斧一柄，置产妇卧床下，仍系人向下，勿令人知，并取雄黄一两，绛囊盛带之，需女者带雌黄。

交接即痛

黄连一两半，牛膝、甘草各一两，以水四升，煮取二升，洗之，日四度。

交接出血疼痛

并非初次交接而阴中出血疼痛难忍者，可用：桂心、伏龙肝各二分。上为末，酒服少许，瘥止。

妇人伤于丈夫

凡妇人伤于丈夫，其候四体沉重，嘘吸头痛。治用：香豉、葱白各一升，生地黄八两，生姜四两，芍药三两，甘草一两。上以水七升半，煮取二升，分三服，不差重作，慎房事。

第五编 幼科门

初生儿病方

初生儿去毒开口法

小儿初离母体，口有液毒，形如血块，啼声一出，随即咽下，而毒伏命门，他日必为惊热、疮疾、恶痘等症，须于未啼时，急用丝棉裹指挖去口内浊秽，以清脏腑。又方：新产小儿饮食未开，胃气未动，是混一清虚之府，以甘草细切少许，将洁净细绢包裹，用滚开水泡浸盏内，不宜太甜，乃用软帛裹指，蘸汁遍拭口中去其秽浊，随用胡桃肉（一名核桃），去皮研极烂，以稀绢或薄纱包如小枣，纳儿口中，任其吮汁吮尽，方可食乳，非独和中，且能养脏，最佳法也。又方：熟军、枳壳、归尾、生甘草各五分，红花三分，桃仁三分，此药须早预备，儿初生时即以水一茶钟，煎之半钟，以新棉花一块，放药水内，泡透取出裹指上，纳儿口中吮之，再泡再吮，不吮则已，过片时，小儿解下黑粪，再与吮之，以粪色不黑为止，此药必于下地六个时辰内服之，服后方可食乳，此方最能去毒免疾，有益无损。

初生不啼

凡初生小儿，不能作声者，乃由难产少气所致，即取小脐带向身却抒之，令气入腹，仍呵之至百度，啼声自发。

初生面红啼哭不止

此热极也，宜急治之，如过三日即难治。方用：枳壳、栀子（炒）、扁柏叶（炒）、川连各三分，黄柏二分，生甘草四分，薄荷四分，水煎去渣，入蜜糖四茶匙和匀，以鸭毛点舌上下两旁数次，面色变淡红色者可止。或用吴茱萸四钱，好醋调敷两足心，日换数次，过一夜即愈。

昼啼不止

台乌药一钱，水煎服，极效。

夜啼不止

多因穿盖过暖，加与父母同床热极所致。谚云，若要小儿安，常带三分饥与寒。取鸡粪涂儿脐中（男用雄鸡粪，女用雌鸡粪）。又方：朱砂磨新汲水涂心窝及两手足心五处，最验。

初生口噤不乳

赤足蜈蚣半枚，去足，炙令焦，研末，和以猪乳二合，分三四次服之，差止。

初生不小便

人乳四合，葱白一寸。上二味相和，煎之，分为四服，即小便利，极效。

初生呕吐不止

人乳二合，蘧蒢茇少许，盐两粟米大。上三味，煎三两沸，牛黄两米许，研和与服，即差止。

初生无皮

小儿初生无皮，但有红筋，是为受胎未足之证。可将米粉用绢袋包裹，扑小儿周身，数日后，肌肤自能发生。

周身脱皮

此症因生时触风，满身皮屑落下，一层又一层，名曰脱壳，若作丹毒火疹治之，则误矣。宜用：木通、藿香、黄芩各六钱，麦冬钱半，加灯草煎服。

两腿生疮脱皮

两大腿近小腹处生疮皮脱开，渐延小腹，则不救，此名胎剥。宜用：黄柏炙焦研末，和猪胆汁敷。或用伏龙肝（即灶心土）口水调敷，亦可。

身如蛇皮鳞甲

名胎垢，又名蛇胎。用白僵蚕（去嘴）为末，煎汤洗，或加蛇蜕研末，和入亦可。

初生惊痫

钩藤二分，知母、子芩各四分，甘草（炙）、升麻、沙参各三分，寒水石六分，蚱蝉（去翅炙）一枚，蜣螂（炙）三枚。上九味捣筛，以好蜜和薄泔，着铜钵，于沸汤上调之，搅不调手如饴糖，煎成稍稍别出少许，一日儿唻如枣核大者一枚，日夜五六次，五六日儿唻三枚，百日儿四枚，二百日至三百日儿唻五枚，三岁儿唻七枚，以意量之。

预备小儿胎毒

甘草一指节长，炙碎，以水二合，煎取一合，以绵染点儿口中，与以一蚬壳，当吐出胸中恶汁，嗣后俟儿饥渴，更与之，能令儿智慧无病，长生寿考。

浴儿秘方

儿生三日，用桃根、李根、梅根各八两，三味，以意着水多少，煮令三四沸，以浴儿能除诸疮。

浴儿免痘法

除夕黄昏时，用大乌鱼一尾，小者二三尾，煮汤，浴儿偏身七窍俱到，不可嫌腥，以清水洗去也，若不信，但留一手或一足不洗，遇出痘时，则未洗处偏多也。

胎疟

冰糖五钱，每日煎汤食之，十日自愈。

脐风

本症发生，必在儿生七日以内，其候面赤喘哑，脐上起青筋一条，自脐而上冲心口，宜乘其未达心口时，急以艾绒在此疮头上烧之，此筋即缩下寸许，再从缩下之筋上烧之，则其筋自消，而疾亦告愈。内用薄荷三钱，熬成浓汁，灌入二三口，不可过多，立愈。

脐湿

白石脂研极细，再熬令微暖，以粉脐疮，日三四度。

胎热丹毒

初发时亦肿光亮，游走遍身，故一名赤游风。首用：升麻、葛根、白芍、柴胡、黄芩、栀子各一钱，木通、甘草各五分，以水二碗，煎取二碗，令子母同服。次用：金银花三钱，牛蒡子（炒）、防风、荆芥、当归、川芎、白芍、黄芩、连翘各八分，木通、甘草各四分，水煎服，子母共之，甚者加大黄及麻仁。

乳儿病方

鹅口

取父母乱发洗净，缠桃枝沾取井花水东向，向日以发拭口中白乳，以置水中七过，洗三朝作之，或以白鹅屎汁沥口中，良。

客忤

本症之起，为有外人来，气息忤之。其候为频吐下青黄白色，水谷解离，腹痛夭纠，面色变易，虽形似痫症，但眼不上插耳，方用：龙胆、钩藤皮、柴胡、黄芩、桔梗、芍药、人参、当归、茯神、甘草（炙）各一分，蜣螂（炙）二分，大黄四分。上以水一升，煎取五合，儿生一日至七日，分取一合为三服，生八日至十五日，分取一合半为三服，生十六日至二十余日或四十日，尽以五合为三服，十岁亦准此，得下即止；勿复服也。

惊啼不乳

犀角（锉屑）十一分，子芩五分，栀子仁、大黄各十分，虎睛一枚。上捣筛蜜和丸如梧子大，每服七丸，大小量之，奶母忌热面。小儿热风痫，以乳汁或竹沥研三丸服之，差止。

痰喘

巴豆一粒，杵烂，绵裹塞鼻，男左女右，痰即自下。

咽肿

升麻、射干、大黄各一两，水一升五合，煎取八合，一岁儿分三服，以滓敷肿上，冷更暖以敷，大儿以意加之。

伤乳

大麦面（微炒），水调一钱，服之极效。

口噤

鹿角粉、大豆末。上二味等分，和乳涂乳上，饮儿。

脐肿

杏仁半两，猪颊车髓十二铢。上二味，先研杏仁如脂，和髓傅脐中肿上。

寒嗽

紫菀、杏仁、黄芩、当归、甘草、橘皮、青木香、麻黄、桂心各六铢，大黄一两。上以水三升，煮九合，去滓，六十日至百日儿一服一合半，百日至二百日儿一服三合。

羸瘦

芍药（炙令黄）十分，黄芪、鳖甲（炙）、人参各四分，柴胡八分，茯苓六分，甘草（炙）、干姜各二分。上捣筛，蜜和为丸，如大豆，服五十丸，日二服。

吐痢

乱发（烧灰）二分，鹿角一分为末，以米饮服一刀圭，日三。

风寒

防风、橘皮各三分，羌活、苏叶各二分，甘草一分，蝉蜕三枚，葱白一寸，生姜一片，煎热服取汗。

狂躁

栀子仁七枚，豆豉半两，水一碗，煎七分，温服，或吐或不吐，俱立效。

瘅疟

黄丹二钱，以蜜与水相和服之，冷者酒服。

腹胀

甘草（炙）、龟甲（炙）、柴胡、茯神、子芩各六分，诃黎勒皮十分，槟榔（带皮研）三颗，芍药、橘皮各三分，生姜、当归各四分，知母五分，大黄八分。上以水一升半，煎取七合，分为数服，得泻病差。

胃痛

白羽乌骨鸡屎五钱晒干，松脂五钱。上二味，共研末，葱头汁和丸梧子大，黄丹为衣，醋下五丸，忌生冷硬物，三四日立效。

腹痛

鳖甲（炙）、郁李仁各八分，防葵、人参各五分，诃黎勒皮七颗，大黄四分，桑菌三分。上七味捣筛，蜜丸，大小量之，以酒饮乳，服五丸至十丸。

心下生痞

芫花、黄芩各四分，大黄、雄黄各十分。上四味，捣筛为末，蜜和，更捣一千杵，三岁儿至一岁以下，服如粟米一丸，欲服丸内儿喉中，令母与乳。

断乳

山栀（烧存性）一枚，雄黄、朱砂各二钱，黄丹五分，轻粉、麝香各一分。上六味，捣筛，于伏断日乘儿熟睡时，以芝麻油调敷眉上，醒后即不使食乳。

寒热

雷丸二十丸，大黄四两，黄芩一两，苦参、石膏各三两，丹参二两，以水二斗，煮取一斗半，浴儿，避眼及阴，浴讫以粉扑之，勿厚衣，一宿复浴。

伤寒

麦门冬十八铢，石膏、寒水石、甘草各半两，桂心八铢。

上以水三升半，煮取二升半，分三服。

潮热

蜀漆、甘草、知母、龙骨、牡蛎各半两，以水四升，煮取一升，去滓，一岁儿服半合，日再。

温疟

常山一两，小麦三合，淡竹叶一升，以水一升半，煮取五合，量儿大小分服。

急惊风

连翘（去心研）、柴胡、地骨皮、龙胆草、钩藤、黄连、栀仁（炒黑）、黄芩（酒炒）、麦冬（去心）、木通、赤苓（去皮）、车前子、枳实（炒）各四分，甘草、薄荷各二分，滑石末八分，灯芯一团，淡竹叶三斤，水煎，分数次服。凡急惊初起宜服此剂，如服后痰热未除，宜使之微泄。

慢惊风

胡椒、生姜（炮）、肉桂各一钱，丁香十粒。上捣成细末，以灶心土三两，煮水极澄清，用以煎药，约得大半碗，频灌之，再用：熟地五钱，人参、当归、黄芪（炙）、破故纸、枣仁（炒研）、枸杞子各二钱，生姜（炮）、萸肉、甘草（炙）、肉桂各一钱，再加生姜三斤，红枣三枚，核桃仁二枚，打碎为引，仍用灶心土二两，煮水煎药，取浓汁一茶杯，加附子五钱，煎水掺入，量儿大小，分数次服之。如咳嗽不止者，加粟壳一钱，金樱子一钱；如大热不退，加白芍一钱；泄泻不止，加丁香六分，只服一剂，即去附子，只用丁香七粒。此方治本病，极有效果。

痰结

芒硝（熬）四分，大黄四两，半夏二两，代赭一两，甘遂（熬）二两，巴豆（去心皮熬）三百枚，杏仁一百二十枚。上捣筛，别捣巴豆、杏仁令如膏，捣数千杵，令相和，如嫌强，可内蜜少许，百日儿服如胡豆十丸，过百日至一岁服二十丸，余类推，当俟儿大便中药出为度，若不出，复与如初。

食积

生地黄汁、生姜汁各三合，诃黎勒四分研蜜，白蜜一匙。上相和，调匀，分温服之，微利尤良。

脾疳

使君子、藿香。上二味，等分研末，米汤饮下一钱。

癥癖

牛黄二分，鳖甲（炙）、麦面（熬）、柴胡、大黄、枳实（炙）、芎䓖各二两，厚朴（炙）、茯苓、桂心、芍药、干姜各半两。上捣筛，蜜丸如小豆，日三服，以意量之。

干霍乱

甘草（炙）四分，当归二分，食盐三分，以浆水一升半，煎取六合，去别以牛黄、麝香各半钱匙，研细，蜜半钱匙相和，以下灌之，即通，奶母忌面、肉。

霍乱空痢不吐

乌牛蔀草（思邈按蔀即菜耳）一团，生姜、人参各三两，只甜不酸浆水一升半，煎取五合。

霍乱吐痢

茯苓、桔梗、人参各六分，白术五分，甘草（炙）、厚朴（炙）各四分，水三升煮取六合，去滓温服。

霍乱吐不痢

人参六分，生姜四分，厚朴（炙）二分，橘皮一分，兔骨一两炙碎。上以水一升二合，煎取四合，服之即利，并用杏仁、盐皂荚末各少许，面和如枣核大，绵裹内肛门，便通即去。奶母忌热面。

风疹

麻黄一两半，独活、射干、甘草、桂心、青木香、石膏、黄芩各一两。上以水四升，煮取一升，三岁儿分为四服，日再。或以枯矾投入热酒中，马尾数条作团，蘸酒涂之，良佳。

发疹

元参、金银花、生地黄各二钱，麦冬、桂枝各二钱，苏叶、天花粉、甘草各一钱，升麻、黄芩各八分，橘皮三分。上以水二碗，煎服一碗，热服。夏季加青蒿三钱，初生或数月减半。

水痘

柴胡、桔梗各一钱，茯苓二钱，生甘草、黄芩各五分，竹叶十片，灯草一团，水煎服。有痰者加天花粉三分；有食者加山楂二粒，麦芽三分；有火加黄连一分。

瘰疬

连翘、独活、桑白皮、白头翁、丹皮、防风、黄柏、淡豆豉、肉桂、秦艽各五钱，海藻一钱五分。上捣筛为末，蜜和丸，用灯心煎汤下。

喉痹

桂心、杏仁各半两。上二味为末，以绵裹如枣大，含咽汁。

口中流涎

驴乳、猪乳各二升。上二味合煎得一升五合，服如杏仁许，三四服瘥。

蛇舌

小儿之舌，常卷于两边口角，此名蛇舌。取木芙蓉根皮或花叶，捶极融烂，以鸡子二枚和匀，煎热，俟冷，敷心口及脐部，用布系紧之，极效。或以明雄黄为末，点舌数次，亦佳。

斗睛

眼珠固而不能动，是谓斗睛。方用：犀牛黄五分，白附子（炮）、肉桂、全蝎（炒）、川芎、石膏各一钱，白芷、藿香各二钱，共研末，蜜为丸，芡实大，每服一二丸，薄荷汤下。

赤眼

黄连为末，水调敷足心，甚佳。

阴肿

狐茎炙捣末，酒下极效，或绞取桑木白汁涂之，或捣垣衣或以衣半白鱼敷之，均效。

核肿

青木香、甘草、石膏、甘遂各十八铢，麝香三铢，大黄、前胡各一两，黄芩半两，水七升煮取一升九合，每服三合，日四夜二。

疮毒方

热毒痈疽

漏芦、连翘、白蔹、芒硝、甘草各六铢，升麻、枳实、麻黄、黄芩各九铢，大黄一两。上以水一升半，煎取五合，儿生一日至七日取一合分三服，八日至十五日者取二合分三服，以后随小儿出生之日，据前例递增。

头疮

苦参、黄芩、黄连、黄柏、大黄、甘草、芎䓖各一两，蒺藜三合。以水六升，煮取三升，洁布溻疮上，日数遍。

秃疮

雄鸡屎、陈酱汁、苦酒，和以洗疮了，敷之。或先去其痂，次敷以葶苈子细末。

面疮

麻子五升为末，以水和，绞取汁，与蜜和敷之。若有白犬胆敷之尤佳。

口疮

大青十八铢，黄连十二铢。以水三升，煮取一升五合，一服一合，日再夜二。

羊须疮

烟胶五钱，羊胡须一撮，轻粉一钱。共为末，湿则干搽，干则油调，搽上即差。

耳烂

大枣煅灰存性，与轻粉等分研和，调敷数日，自愈。

疥疮

雄黄（研）、雌黄（研）各一两，乌头一枚，松脂、乱发各一鸡子许，猪脂一升半。上六味和煎之，候发消乌头色黄黑，膏成，去滓，敷之，或熟涂之。

牙疳

雄黄一钱，铜青二钱，共为末，调敷。或以胆矾一钱，在匙上煅红，加麝香少许，研匀敷齿上。

黄烂疮

四交道中土，灶下土，二味各等分为末，敷之，亦治夜啼。又烧牛屎敷之，亦可灭瘢。

湿癣

枸杞根捣作末，和腊月猪脂敷之，或以马尿洗之，亦效。

阴疮

黄连、胡粉二物等分研末，以香脂油和敷之。

落脐疮

小儿落脐之时，脐汁未干，或因尿液浸心，或系入浴时未曾将水拭干，因以成疮。治用：茯苓一钱，贝母、枯矾、三七各三分，雄黄二分，草纸灰五分。上共研末掺脐内，用纸裹之，自愈。

舌疮

以桑白汁涂乳与儿饮之，或以羊蹄骨中生髓和胡粉敷之亦效。

痘疹方

看痘法

凡三脏之属，皆见于面，察其部位，可知吉凶。盖人之面部，左颊属肝，右颊属肺，额上属心，颏下属肾，鼻为脾土，目为肝窍，鼻孔肺之窍，口为脾之窍，耳为肾之窍，舌为心之苗，若痘未出之前，得面中诸部位明润者吉，燥暗者凶。又山根为命宫，年寿为疾厄宫，此二宫红黄光润者吉，青黑昏暗者凶。

看痘吉症

一看口唇舌尖，红活无燥白色者吉；一看根窝红活圆润，地白分明者吉；一看心窝额上稀少者吉；一看痘顶出来，不焦不紫者吉；一看色颜无黑陷，痘顶内暗而黄如苍蜡色，外润如油色面黄者吉。

看痘凶症

一，痘未出而声哑，嗾嗾者不治，已出五日内如此者不治；一，痘未出而先抓破泄气者不治；一，痘无论已出未出，而痰涎壅甚气急者不治；一，痘无论已出未出，而神昏气促踊乱不宁者不治；一，痘无论已出未出，腹痛泻脓血者不治；一，痘未出而肌肉紫黑，如被杖者不治；一，眼内黑珠起浮油浑睛者不治；一，眼中神光不明，色轻绿转赤者不治；一，闭目昏睡，舌尖囊缩者不治；一，头温足冷，闷乱饮水者不治；一，泄泻不止，药食不停不化，直下及肛门如竹筒者不治；一，胃热发黄，身如橘色，不利者不治；一，痘初出青海焦黑者不治；一，痘密如蚕种，全不起发者不治；一，痘疮痒塌，寒战不止者不治。

肾经发痘

凡肾经发痘，初热腰痛，身如火伤，背不能伸，或连尾脊骨痛。其治法用雄鸡一只，剖开鸡腹，取出肝肠，立将烧酒一杯喷鸡腹内，安放腰上，用带系缚，限一炷香久为度，其鸡即醒臭不可闻，连用二三只，其痛自止，痘亦出（凡用此方，必戒杀放生以为小儿造福）。

心经发痘

心经登痘，忽然抽搐，此症与急惊相同，用桃树皮、葱子、灯心，共捣烂敷额门肚脐及手心足心，限一炷香为度，则惊自醒而痘自出，又于手足合骨处用灯火各烧一下，以散风痰。

痘似慢惊

小儿体性怯弱，或因吐泻之后，元气愈亏，不能胜毒，汗出如珠，四肢厥冷，似睡非睡，眼中露白，此痘与慢惊风相似，乃危症也，急用，大附子四钱，干姜四钱，丁香三钱，陈淡豆豉三钱，小雄鸡一只。上共捣烂再用烧酒，略炒温敷脐上及两足心，急换一二次，其痘自出，若有泄泻加灶心土三钱。

出痘不快

贯众、赤芍药各一钱，升麻、甘草各五分，淡竹叶三片。水一盅半，煎七分，温服。

出痘作痒

蝉蜕三七枚，甘草（炙）各一钱。水煎服。

痘疮烦渴

甘草（炙）、括楼等分。水煎服之。

痘疮狂乱

滑石（水飞过）六两，粉甘草一两（末），朱砂二钱，冰片三分，麝香一分。上药加蜜少许，每服三钱，灯草汤下，二三服。

出痘声哑

甜樱桃核二十枚，砂锅内焙黄色，煎汤服。核酸者无效。

痘毒入心

始有白泡，忽搐入腹渐作紫黑色，无脓，日夜叫乱者，用郁金一枚，甘草二钱。上二药，以水半盏，煮干，去甘草切片，焙研为末，入真龙脑砂五分，每用一钱，以生猪血五七滴，新汲水调下，不过二服愈。

痘疮黑陷

玳瑁、生犀角同磨汁一合，入猪心血少许，紫草汤五匙，和匀温服。

痘疔

痘中有紫黑干硬暴胀独大，脚无红晕，或疼或不疼者，即痘疔也。痘疔能闭诸毒，未齐有疔，则诸症不能出现；既齐有疔，则诸症不能起胀；行浆时有疔，则诸症必致倒陷。故初出时，见有紫黑独大之点，恐其成疔，急宜以银针刺破，吸尽黑血，然后以拔疔散敷之，次日复看，若再硬胀，仍然刺破以前药敷之。拔疔散：明雄二钱，胭脂米五钱（如无胭脂膏亦可），上共为细末，只遇痘疔，刺出黑血敷之。

痘疮便秘

肥猪膘一块，水煮熟，切如豆大，与食，自然脏腑滋润，痂疕易落，无损于儿。

痘不起浆

凡痘不起浆，或浆起复收，急取癞虾蟆一个，用手捉住，将虾蟆头对住小儿之口（用油将小儿之眼遮住以免虾蟆吐浆入内），离二三寸远，约一顿饭久放去，另换一个仍向儿口对之，连换三次，其毒已被虾蟆吸尽，此即灌浆收功之法，起死同生，极神。

痘疮倒陷

干胭脂三钱，胡桃壳烧存性一个，研末，用胡荽煎酒，服一钱，再服取效。

两头痘

自胸以上，自脐以下俱有，中间一截全无者，名两头痘。此气血不能贯通于上下，而腰脐之间恐为寒毒凝滞也，若不急治，七日之后，必变灰白之症矣。儿点时急用：生芪、当归、赤芍、桔梗、防风、厚朴、川断、白芷、山楂、木通，入黄豆三十粒，煎服之后，中间有痘，乃可无虞。

痘后目翳

天花粉、蛇蜕洗焙，等分为末，另将羊肝批开，入药在内，米泔水煮熟，切食。

痘入目中

猪血点之，即不生翳，或以鳝鱼尾血祛之，即移开，颇验。

痘后风眼

初生小儿脐带血，乘热点之，立愈。

痘后瘢痕

鸡子一个，酒醋浸七日，白僵蚕二七枚，和匀，甚效。

赤斑核

小儿出痘，有名赤斑核者，形如瘰疬，发无定处，多在活肉筋骨间，则周身之痘皆不发起，尽归于有瘰疬一处，危症也。治法：将瘰疬用手撮起，以红绳系紧扎住，然后用独蒜瓣贴于患处，艾灸七次，务将瘰疬灸至不知痛痒，除其艾蒜，庶痘可发生，通身红活矣，此即痘疔之类，照痘疔治之亦可。

痘症溃烂

痘症溃烂，脓水淋漓，用多年盖屋茅草洗净，焙干为末，掺之极效。

出痘肾肿

桑树皮、细茶、生姜、槐树皮。上药共捣，清油拌炒，包之。

痘中出蛆

桃叶不拘多少，搓软盖在痘上，并垫身下即消。

疳病方

疳膨食积

石燕二钱（要雌雄者煅研细末），紫蛤蜊壳二钱（醋煅研细末），谷精草五分，鸡内软硬肝一具（不落水者去内垢用干布揩拭净）。上药加水同煎，待澄清，匀数次服，轻者二三服，虽重至脱发者，亦不过数服即愈。愈后忌生冷。

冷疳泄泻

丁香、丁皮各一钱，木香、厚朴、使君子肉、陈皮肉、豆蔻各二钱。上为末，神曲糊为丸，麻子大，以米汤下十丸。

猢狲疳

真西黄一分五厘，真西珀一钱（同灯草研无声），白乳石一钱，上廉珠五分（同灯草研无声），川贝母一钱（去心），明乳香五分（去油同灯草研），大梅片一分五厘，绿豆粉一钱，人中黄五分，灯草灰三分。上药共研极细末，每服秤准一分，另用金银花露、野蔷薇露各二两和匀，将药末调化，徐徐送下，倘轻者，服五六厘亦可。

脾疳

小儿身黄肚皮紧急，腹内痞块，泄泻，瘦弱脾疳，一切诸疳，用胡黄连一两，芦荟五钱，三棱一两，神曲一两，槟榔、香附、莪术（煨）、陈皮、麦芽（炒）、川连、青皮（炒）各二钱。上药为末，神曲、麦芽糊丸绿豆大，每白汤空心服三四十丸。

肺疳

小儿咳嗽气逆，多啼，恶寒。用黄芩、当归、麦冬、连翘、防风、赤苓、桔梗、生地、甘草各一钱，桑皮五钱，紫菀、前胡各二钱，水煎服。

牙疳出血

干葛一钱，升麻一钱，赤芍八分，防风八分，荆芥六分，元参八分，桔梗六分，花粉一钱，金银花八分，大力子、连翘各一钱，甘草五分，水煎服。另用：荆芥、薄荷、花椒各一钱，葱头三枚，煎汤，加入人中白二钱，洗舌上下及患处，洗时以清绢蘸汤。

杂病方

小儿气癥

木瓜根、芍药、当归各一两。上以水二升，煮取一升，服五合，日二。

小儿脱肛

文蛤四两，以水二升，煎汤，入朴硝四两，通手淋洗，至水冷方止，若觉热痛，可用熊胆加龙脑化涂之。

小儿虚闭

葱白三根，煎汤调生蜜、阿胶末服，仍以葱头染蜜插入肛门，少顿即通。

小儿吞钱

以炭末捣细，筛过，汤调服，日三四服，泻下物如乌梅肉状者，盖炭末围裹其钱而出也。

小儿血淋

鸡矢尖白如粉者，炒研为丸绿豆大，每服三五丸，酒下四五服愈。

小儿沙淋

黑豆一百二十粒，牛甘草一寸，新水煮熟，入滑石末乘热饮之，良佳。

小儿淋痛

水芹菜白根者，去叶捣汁，井水调服。

小儿脐风

脐风，面色青白，撮口不食是也。用生葱二根，捣烂取汁。僵蚕三枚，炒，去丝，研极细末，将葱汁调匀涂乳头上喂儿，或灌儿口内均效。又方，带子蝗蜂窝一个，约重数钱，焙干研末，开水吞下，甚效。

小儿脐湿

小儿脐湿，若不早治，恐成脐风，或赤肿，或出水。用当归末敷之，即效。又方，脐间出水，用附子二钱，甘遂钱半，蛇床子一钱，麝香五厘，各研细末，和匀填脐中，外加膏药封之。

小儿马牙

小儿初生，忽患撮口不饮，名曰马牙，不治，则百无一生，便看儿牙根上有小泡子如粟米状，急以针挑出血，用墨磨薄荷汁，断母发少许，裹手指搽擦，自愈。又方，白僵蚕二枚，为末，蜜和敷儿口内，如无，以原蚕蛾二枚，炙黄代之，亦可。

小儿虫积

虫积,腹痛时作时止也。患此者之小儿,每月上旬,食其日食生榧肉最妙,杀虫而不伤元气也,或用蚕蛹炒食亦效。又方,楝树根煎服,其虫立去。

小儿痞块

小儿痞块,用使君子仁三钱,木鳖仁五钱,为末,水丸龙眼大,每一丸用鸡子一个,破顶入药在内蒸熟,空心食之,其痞即解。又方,小儿痞块,面黄肌瘦,用白芙蓉花阴干,研末,加鸡肝饭上蒸熟食之,即愈。

小儿雪口疳

小儿雪口疳,用硼砂一二钱,炭火煨熟,研末,桑叶调和搽口中数次,即愈。又方,桑叶皮内刮取白汁搽之,亦愈。

第六编　伤科门

诸伤秘方

跌打损方

三七、大黄、丹皮、枳壳、大小蓟各三钱，当归、白芍、生地各五钱，红花一钱，桃仁十四枚，水酒各半，煎八升服。如日久疼痛，或皮肉不破而疼痛，可用水蛭切碎，以烈火炒焦黑研碎，加入前药中，最多三剂，决不再痛，惟水蛭必须炒黑，万不可半生，否则反有害于人。

骨折秘方

取大麻根叶，无间多少，捣取汁饮一小升，无生青者，以干者煮取汁服。外治：用黄狗头骨一具，以汤去其皮毛，置炭火中煅之，去泥捣细末，别以牡蛎亦置炭火上煅，临用时每狗骨末五钱，入牡蛎末三钱，官桂末二钱，并以糯米粥铺绢帛上，乃掺药在粥上，裹损伤处，大段折伤者，上更以竹片夹之，少时觉痒不可抓爬，宜轻拭以手帕，一三日效。

筋骨俱伤

捣烂生地黄熬之，以裹折伤处，以竹片夹裹之令遍，病上急缚，勿令转动，日十易，三日差，内服干地黄、当归、独活、苦参各二两，共捣末，酒服方寸匕，日三。

伤筋秘方

取蟹头中脑及中髓熬之，内疮中，筋即续生。或取旋复草根洗净，去土捣之，量疮大小，取多少敷之，日一易，以差为度。

从高坠下

阿胶（炙）、干姜各二两，艾叶、芍药各三两。上以水八升，煮取三升，去滓，内胶令烊，分二服，赢人须分三服。此方治因坠伤唾血或吐血极效，并治金疮伤绝，及妇人产后崩中。

坠伤瘀血

蒲黄十分，当归、干姜、桂心各八分，大黄十二分，蛇虫（去足翅鳌）四分。上捣散，空腹酒服方寸匙，日再，渐增至匙半，以差为度。又方，煮大豆或小豆令热，饮汁数升，和酒服之，更佳。

折腕瘀血

虻虫（去足翅鳌）、牡丹二物各等分，酒服方寸匕，血化成水，或用大黄六两，桂心二两，桃仁（去皮）六十枚。上三味以酒六升，煮服三升，分三服，当下血，差。

被击青肿

以新热羊肉敷之，或炙肥猪令热，榻上，又炙猪肝贴之，亦佳。

伤腰秘方

续断、大黄、破故纸、没药、红花、赤芍、当归尾、虎骨各二钱，鲮鲤甲、刘寄奴、自然铜（火煅醋汁）各一钱，丝瓜络半枚。上以水和酒合煎，温服，极效。

被击有瘀

刮青竹皮二升，乱发如鸡子大四枚烧灰，延胡索二两，上捣散，以水酒各一升，煎三沸，顿服，日三四。或以大黄二两，桃仁（去皮尖熬）、虻虫（去足翅熬）各二十一枚，上捣散，蜜和丸，四丸即内酒一升，煎取七合，服之。

坠马受伤

当归（熬令香）、甘草（炙）、桂心、蜀椒各二分，芎䓖（熬）六分，附子（炮）、泽兰（熬）各一分。上捣散，酒服方寸匕，日三，此方大验，服之能令呼吸之间，不复大痛，三日后筋骨即相连。

因跌破脑

透明龙齿、人参、生地黄、象皮各三钱，龙脑三分，上研和，再以地虱二十枚，蝼蛄三枚，各去头翅捣烂，更入前药捣之，干为末，每服一钱，极效。或以蜂蜜和葱白捣匀厚涂，亦效。

闪颈秘方

硼砂研末，以灯心蘸点眼内四角，泪出即松，续行三次，当愈。

颔脱秘方

先令患者平身正坐，术者以两手托住下颔，向脑后送上关窍，即以布扎住，外用天南星研末，姜汁调敷两颔，越宿即愈，惟居处宜忌风寒。

头额跌破

白矾（煅令汁尽）、五倍子。上二味等分研和，敷伤处，血即止而不流。

破伤风

南星、防风、白芷、天麻、白附子、羌活。上等分为末，每服二钱，热酒一盅调服，更敷伤处，牙紧反张者，每服三钱，热童便调服，虽内有瘀血者，亦愈。若已昏死，苟心腹尚温者，连进三服，亦可保全。

破口伤

血竭二钱五分，没药五钱，龙骨五花者二钱，俱另研，灯芯一束，苏木二钱，桔梗五分，真降香四钱，同苏另研。当归三钱，鸡一只，连毛用醋煮熟烂，捣作团，外用黄泥封固，以文武火煅干为末，再用红花二钱，焙为末，共为细末，掺于创口，立能止血。

铁针入肉

生磁石一两研末，以芸苔子油调敷皮外，离针处约寸许，渐移至针口，由受伤原口而出，极奇效。

磁片入肉

择三角形银杏果实去壳及心，渍芸苔子油中越宿，即取出捣烂，敷贴患部，日更易之，数次即愈。

铁弹入骨

鲥鱼肚胆煮融，和糯米饭捣烂敷之，换两三次，即出，此在手足及两股用之。若在身上及肚腹内，用蛄蝼同鲥鱼肚煮融捣烂敷，虽不能取出，其弹渐落下部，不能为害矣。

取箭头方

用天水牛一筒，独角小者，以瓶盛之，硼砂一钱研细，用水些少滴在内浸自然化水，以此水滴伤处，箭头自出。

竹木刺入骨

用白颈蚯蚓（俗称曲鳝）掐断，滴血入眼，其刺即出。

水银入肉

真川椒研末，生鸡蛋白调敷，用布包紧，过夜即出。

针戳酿脓

用煤炭擂末，白砂糖拌融敷，虽肿痛酿脓者亦效，指疗掌心疗螺纹疗用之尤有奇验。

铜铁锡铅入肉

陈腌肉皮（陈火腿皮更妙）捶融敷之，即出，奇效。

人口咬伤

牙黄入肉不出，重则伤命，轻则亦烂或锢疾，速用人尿洗净，又浸一二时，待其牙黄出后，以鳖甲、龟板炙灰，麻油调敷效。肿溃者，人中黄熬水，时时洗之。

割颈断喉

急宜速救，迟则额冷气绝，乘初割时轻轻扶住，使仰睡，将头垫起，合拢刀口，将血拭去，用大雄鸡一只，快手轻去其毛，生剥其皮，乘热贴伤口，内服玉真散，自愈，愈后鸡皮自落。玉真散方：明天麻、羌活、防风、生南星（炒）、姜汁、白芷各一两，白附子十二两，上各药须拣明净，研极细末，入小口磁瓶，以蜡封口，不可泄气。如湿烂不能收口，用熟石膏二钱，黄丹二分，共研极细，加入敷之。按玉真散专治跌打损伤，已破口者，无论伤口大小，不省人事，或伤口溃烂进风，口眼㖞斜，手足扯动，形如弯弓，只要心前微温，用此药敷伤口（如脓多者，用温茶避风洗净，再敷，无脓不必洗），另用热酒冲服三钱，不饮酒者，滚水冲服，亦能起死回生，惟呕吐者难治，药虽平淡，效力甚奇，药料易觅无假，其价亦廉，以此或传方或施药，功德亦非浅也。

戳伤肠出

好醋煮热洗之（不可太热亦不可冷），随洗随入，外用活剥鸡皮乘热贴上，再服玉真散（方见前）自愈。有人肠出三日腐变，如法治之而愈，愈后鸡皮自落。

手指砍断

将指接上用苏木细末敷之，外用蚕茧包缚牢固，数日即愈。

脚趾割破

脚趾割破，久不收口，行走不便，用鸡肢骨烧枯，研末，敷即愈。

骑马伤股

骑马伤股破烂，用凤凰衣（即抱过鸡蛋壳），新瓦上焙枯研末，麻油调搽即愈。

碎骨作脓

损伤碎骨在内作脓，用田螺捶烂，加酒糟和匀敷四围，中留一孔，其骨即出。

汤泡火伤

凡汤泡火伤，无论轻重，急用童便灌之，以免火毒攻心，或以白砂糖热水调服，或用蜂蜜，调热水灌之，均可，切忌用冷水井沟泥等物，即便痛极难受者，亦必忍耐，倘误用冷水淋之，则热气内逼，轻则烂入筋骨，手足挛缩，缠绵难愈，重则直攻入心，必难救矣，先用真麻油敷之，再用糯米淘水，去米取汁，加真麻油一茶盅，多加更效，用筷顺搅一二千下（不可少），可以挑起成丝，用旧笔蘸油搽上，立刻止痛，愈后并无疤痕，其效无比。又方，汤火伤治不得法，以致焮赤肿痛，毒腐成脓，用麻油四两，当归一两（入麻油内煎焦去渣），再入黄蜡一两，搅化隔水拔火气，以布摊贴，立能止痛生肌，奇效之至。

火爆伤眼

三七叶捣汁点入数次即愈，或用三七磨水滴入亦可，屡拭屡验。

猪啮秘方

炼松脂贴上，或用屋溜中泥以敷之，亦佳。

马咋踏伤

取妇人经血敷伤处最效，或取鸡冠血点所啮疮中，日三次，雄马用雌鸡，雌马用雄鸡。

青蛙蛇螫伤

此蛇色正绿，喜绿木及竹上，与竹木一色，人入竹林中游行，卒不及察觉，落于颈背上，啮人即死，俗名青条蛇。其尾长二三寸色异者，名熇尾蛇，毒尤烈。疗法：破乌鸡热敷之，或以雄黄、干姜各等分捣筛，和以射罔，着小竹管中，带之行，有急便用敷疮，并疗诸蛇毒。

蝮蛇螫伤

蝮蛇形不长，头扁口尖，头斑，身赤文斑，亦有青黑色者，人犯之头腹贴相着是也，其最毒烈，草行不可不慎。治用：细辛、雄黄各等份研末，以内疮中，日三四敷之，或烧蜈蚣末敷疮上，亦效。平时用桂心、括蒌各等分为末，以小竹筒密塞之，出外时佩用，如卒为蝮蛇所螫，即敷之，此药并疗诸蛇毒，惟塞不密，则气歇，不中用。

虺蛇螫伤

以头垢敷伤处立愈，或捣葎草敷之亦效。

毒蛇咬伤

取慈孤草捣以薄之，即差，其草似燕尾者是，大效。或捣射罔涂肿上，血出，乃差。

诸蛇螫伤

此云诸蛇，非前件三种，盖谓赤蜓、黄颔之属。治法：急以绳缚创上寸许，则毒气不得走，一面令人以口嘬所螫处，取毒数唾去之，毒尽即不复痛，口嘬当少痛，无苦状，或觅取紫苋菜捣饮汁一升，其滓以少水和涂疮上，又捣冬瓜根以敷之，或嚼干姜敷之，或煮吴茱萸汤渍之，均效。

蝎子螫伤

预于五月五日采蜀葵花、石榴花、艾心三物，俱阴干之，等分为末，和水涂螫处，立愈。

蜘蛛螫伤

取罗摩草捣如泥封之，日二三，毒化作脓，脓出，频着勿停，或以乌麻油和胡粉如泥涂之，干即易去，取差止，又方用枣叶、柏叶，各五月五日采，阴干，生铁衣、晚蚕沙各等分为末，以生麻油和如泥，先炙咬处涂之。又治蜘蛛咬，遍身生丝，可急用羊乳一升饮之，数日即愈。

蜈蚣螫伤

割鸡冠取血涂之差，或嚼大蒜、小蒜、桑白汁等涂之，或接蓝汁渍之，或以蜗牛擦取汁，点入螫处。

蜂螫伤

取人溺新者洗之差，或取蛇皮以蜜涂之，炙令热，以贴螫处，或以酱汁涂蛇皮，炙封之，均效。

诸虫豸螫伤

取大蓝汁一碗，入雄黄、麝香二物，随意看多少，细研投蓝中，以点咬处，有是毒者，即并细服其汁，奇效之极，亦治蜘蛛咬伤。

猢狲抓伤

被猢狲抓伤溃烂，以金毛狗脊焙研掺之，或麻油调搽亦效。

蚕咬伤

凡蚕啮人，毒入肉中，令人发寒热，以家用苧麻捣叶汁涂之极效。

疯狗咬伤

疯狗咬伤，最怕七日一发，发时形状天本无风病者，但觉风大要入幔蒙头躲避，此非佳兆，过三七之日，无此畏风情形，方为可治，如被咬时，即以无风处以冷水洗净齿垢，盖以杏仁泥再服韭菜汁一碗，隔七日，再服一碗，于四十九日共服七碗，凡春末夏初适犬发狂被咬者，无出此法，再于疮口炙之更妙，须忌盐醋百日，一年内须忌猪肉鱼腥，终身忌狗肉蚕蛹，方得保全性命，否则十有九死。又方，取花盆内栽种之万年青连根捣融，绞汁灌之，腹内如有小犬，变成血块，由大便而出，不论久近皆治，一切不忌，真奇方也。

家狗咬伤

胡椒研细末敷之，虽伤重亦不过数日收功，惟初敷必痛而且肿，少刻即肿消痛止。又方，甜杏仁去皮尖，嚼烂敷之，极效。

通 用 秘 方

大凡人于既跌之后，或相打受伤之后，感冒经风，发寒发热，头身皆痛，先用解肌汤，或小柴胡方治之，然后再服跌打之药。

十三味加减汤

五加皮一钱五分，枳壳一钱，刘寄奴一钱，肉桂一钱，杜仲一钱，五灵脂一钱，蒲黄一钱，归尾一钱二分，广皮一钱二分，红花八分，玄胡索一钱，香附一钱五分，青皮一钱，砂仁五分。上方用陈酒煎服。

吊药方

专治接骨入骱，打伤骨头，止痛去伤。方用：赤芍二钱，麝香五分，乳香二钱，没药二钱。

金疮药方

生南星五钱，生半夏五钱，研末涂敷。

七厘散

专治跌打血迷心窍，人事不省，服之可行用冷粥即止。方用：硼砂八钱，朱砂四钱，血竭八钱，土狗六钱，地鳖八钱，归尾五钱，红花五钱，苏木四钱，加皮四钱，枳实五钱，木香五钱，大黄六钱，巴豆霜三钱，蒲黄三钱，青皮三钱，广皮四钱，乌药三钱，灵脂五钱，三棱五钱，莪术五钱，寸香一钱，肉桂三钱，猴骨三钱。以上共研细末，重者二分半，轻者一分，再轻七厘，陈酒下。

飞龙夺名丹

专治跌打接骨，皆可服之。当归五钱，赤芍二钱，三棱四钱，寸香二钱，土狗三钱，土鳖八钱，莪术四钱，青皮三钱，蒲黄二钱，碎补三钱，加皮八钱，广皮二钱，硼砂八钱，然铜八钱，木香六钱，乌药三钱，朱砂二钱，胡索四钱，桂心三钱，香附四钱，寄奴三钱，桂枝三钱，血竭八钱，羌活三钱，前胡三钱，贝母二钱，葛根三钱，秦艽三钱，桃仁五钱，苏木四钱，杜仲二钱，猴骨二钱，韭菜子二钱，古钱四个（醋酒浸）。共研细末，重服三分，轻分半，再轻一分，酒下。

地鳖紫金丹

专治远近跌打内伤，面黄肌瘦，四肢无力，并腰痛，皆服之。青皮三钱，黄芩三钱，赤苓三钱，乌药三钱，红花三钱，赤芍三钱，血竭八钱，朱砂二钱，然铜八钱，土狗五钱，土鳖三钱，猴骨三钱，虎骨八钱，牛膝三钱，灵仙三钱，灵脂五钱，木香二钱，寸香三钱，香附四钱，肉桂三钱，枳壳二钱，丹皮四钱，桃仁五钱，贝母三钱，寄奴三钱，广皮三钱，苏木三钱，远志二钱，归尾五钱，桂枝三钱，木通三钱，三棱四钱，莪术四钱，秦艽三钱，加皮五钱，续断三钱，杜仲三钱，骨脂四钱，碎补三钱，羌活三钱，葛根三钱，蒲黄四钱，泽泻三钱，松节五钱，枸杞三钱，韭菜子三钱，硼砂八钱。共研细末，重服三分，轻二分，再轻一分，酒下。

万应回生膏

专治远近跌打，接骨风气，周身大穴受伤，贴之即效。生地五钱，熟地五钱，当归二钱五分，川乌二钱五分，草乌五钱，红花五钱，灵仙二钱五分，寄奴二钱五分，杜仲一钱五分，木瓜一钱五分，牛膝二钱五分，胡索三钱，桂枝二钱五分，防风二钱五分，骨脂二钱五分，荆芥二钱五分，独活二钱，赤芍一钱五分，碎补五钱，香附三钱，桃仁三十粒，升麻三钱，丹皮二钱五分，苏木二钱五分，青皮二钱五分，乌药二钱五分，韭子二钱五分，松节二钱五分，秦艽二钱五分，续断二钱五分，元参二钱，麻黄二钱，蒲黄二钱五分，虎骨五钱，猴骨三钱。共研细末，将麻油一斤，血余四两，煎好共熬成膏，临用膏上加末药：寸香七分，丁香一钱，血竭一钱，木香一钱，桂心一钱，乳香一钱，没药一钱，香附一钱，东丹一钱，苏合油一钱。

劳伤药酒方

油发灰、阿胶各四钱，红花二钱，黄芩五钱，乌药五钱，白茯苓五钱，生地五钱，当归六钱，加皮五钱，骨脂三钱，杜仲五钱，牛膝五钱，松壳三钱，桃仁三钱，远志五钱，续断三钱，麦冬五钱，丹皮五钱，秦艽五钱，松节五钱，桂枝三钱，香附三钱，泽泻五钱。胡索五钱，虎骨八钱，枸杞子六钱，白胡根三两，胡桃肉四两，大枣头三两。以上等药共置，入好酒中随饮（如女人加益母草）。

磁片入肉

磁片入肉，用三角形白果，去壳留心，不拘多少，浸菜油内，取出捶融，贴之，日换一次，虽入肉多年，烂而不出者，三次即愈。

壁虎入耳

壁虎尾入耳，极为危险，如不急治，则其尾入脑部，有性命之尤。宜用以鸡冠血滴入，其尾自出。

蚂蚁入耳

蚂蚁入耳，以穿山甲烧研，水调灌之，即出。又方，取猫尿滴入耳，其虫自出（取尿之法，以生姜或大蒜入猫鼻，即出）。

臭虫入耳

臭虫入耳，用蚕甲炙热薰耳，其虫得薰气即出，再服菊花汤二三日，以解火气之热。又方，紧闭口目，以一手掩鼻孔，一手掩其余一耳，力屏其气，臭虫自出。

耳朵挖伤

耳被挖伤，用冰片、胭脂烧灰，牡蛎煅粉，共为末，以骨簪点香油，蘸药末入耳内，即愈。

第七编　急救门

急救秘方

溺水急救

以灶中灰布地，令厚五寸，以甑侧着灰上，令死者伏于甑上，使头稍垂下，炒盐二方寸匕内竹管中，吹入孔中，即当吐水，水下因去甑，以死人着灰中，拥身使出鼻口即活，或以一人将死者双足，反背在肩上，行二里许，则水必由口中而出，乃置之灰内半日，任其不动，然后以生半夏丸纳鼻孔中，必取嚏而苏，急以人参二钱，茯苓一两，白术、薏仁、车前各五钱，肉桂一钱，上药煎汤半盅灌之，无不生全也。又方，鸭血灌之即活，终身戒食鹅鸭。又方，醋灌鼻中，绵裹石灰纳粪门及阴户，水即出。

自缢急救

凡自缢死，旦至暮，虽已冷，必可活，暮至旦，则难疗，盖昼则阳盛，其气易通，夜则阴盛，其气难通也。治法：先徐徐抱解其绳，不得截断，上下安被卧之，一人以脚踏其两肩，手挽其发，勿纵之，一人以手摸胸上，数动之，一人摩将臂胫屈伸之，若已僵，但渐渐强屈之，并按其腹，如是一炊许，气从口出，呼吸眼开，而犹引按莫置，亦勿苦劳之，并稍稍与以粥汤，自能回生。又方，用山羊血、菖蒲、苏叶各二钱，人参、半夏各三钱，红花、皂角刺、麝香各一钱，上药各为末，蜜为丸，如龙眼核大，酒化开，即以人口含药水，用葱管送入死人喉内，少顷即活，此丸奇效之极。唯修合之时，以端午日为佳。又方，用炒熟生姜两大包，从颈喉熨至脐下，冷则随换，不可住手，其痰尽下，并用人封口以气灌之，其活更快。

冻死急救

于火器熬灰使热，盛以囊，薄其心上，冷即易之，心暖气通，目得转，口乃开，可温尿粥稍稍吞之，即活，若不先温其心，使持火炙身，冷气与火争，立死。又方，冬月冻极之人，虽人事不知，但胸前微温，皆可救，倘或微笑，急掩其口鼻，如不掩，笑而不止，不可救矣，切不可骤令近火，但一见火，则必大笑而死。凡冻死四肢直，口嘴有微气者，用生半夏末如豆大少许，入耳鼻内，又用大锅炒灰，布包熨心腹上，冷则换之，候目开，以温酒与清粥稍稍与之，不可太热，恐伤齿尽落，如已救活，用生姜捣碎，陈皮捶碎，各等分，用水三碗，煎一碗，温服。

自刎急救

宜于气未绝，身未冷时，先将头垫正直，刀口合拢，拭去鲜血，急取大公鸡一只，生剥取皮，乘热包贴患处，不久自愈。

卒死急救

以葱刺耳中、鼻中，血出者勿怪，无血则难疗，因有血乃活候也。欲苏时，当捧两手，莫放之，须臾死者自当举，手捞人，言痛乃止。男刺左，女刺右，令八七寸余，无不立效。又方，凡人卒然倒卧，急扶住正坐，火炭灰醋，使醋气冲入鼻中，良久自醒，或捣韭菜汁灌鼻，或用皂角末吹鼻，得嚏即醒，若仓卒无药，急于人中穴及两足大拇指离甲已并叶许，各用艾火灸三五次，即愈。

跌死急救

急扶起，令盘脚坐地上，手提其发，取生半夏末吹入鼻中，并用生姜汁灌之，再以童便或糖水俾乘热服之，散去其瘀血。

雷击急救

以蚯蚓捣融敷脐上，敷半日即活。又方，以潮润砂土铺地，令患者身卧其上，再以温砂满铺于身，仅留口鼻，以司呼吸，久而自醒。

卒魇急救

卒魇者，谓梦中被鬼邪所魇屈也，切勿以火照之，否则杀人，但痛啮其脚踵及足拇指甲际，而多唾其面，则觉寤，或以皂荚末用竹筒吹两鼻孔中，即起，平时宜常以人参、茯神、茯苓、远志、赤石脂、龙骨、干姜、当归、甘草、白术、芍药、大枣、桂心、防风、紫菀各二两，上药以水一斗二升，取服三升半，分为五服，日三夜二。又方，原有灯火，存之不妨，若无灯，切不可用灯照，急用生半夏末约一豆大，吹两鼻中，取母鸡冠血涂面上，干则再搽即醒。

痰厥急救

先以皂角刺为末，用鹅翎管吹入鼻孔，取嚏为度，次以人参、半夏、茯苓、天南星各三钱，白芥子一钱，白术五钱，生附子五分，上药加生姜一块，捣汁，以水与酒各一碗，煎取一碗，温服，俟痰水吐尽，即令安睡，醒后，再以人参、白薇、半夏各一钱，茯苓、白芥子各三钱，白术五钱，陈皮、甘草各五分，上水煎，一服痊愈。又方，巴豆捣烂，绵纸包，压取板油作捻，烧烟薰鼻中，片刻吐出痰血即愈，或用生半夏末如豆大，吹两鼻中，亦可。

中恶急救

本症之候，为卒然心腹绞痛闷绝，诊其脉，若紧大而浮着死，紧细而微者可生。治用：麝香一分，青木香、生犀角各二分。上各为散，空腹热水下方寸匕，日二，立效，未止更作。一面灸两足大拇指甲后聚毛中，各灸二七壮，即愈。

惊死急救

急用醇酒一二杯，乘热灌之，自活。又方，用回生丹灌之立活。

客忤急救

客忤者，为邪客之气，卒犯忤人精神也，每于道间门外得之，其状心腹绞痛胀满，气冲心胸，或即闷绝，不复识人。治宜：灸鼻下人中三十壮，自愈，并以麝香一钱，茯神、人参、天门冬、鬼臼、菖蒲各等分，上药以蜜丸如桐子大，每服十丸，日三。

发花同死

此症多死于床上，见肾俞穴（背脊下腰眼处即是）有一红扁者可治，若黑者不治，急用麝香填于脐眼，加姜一片盖麝上，艾火灸之，可生。

酒醉不醒

饮葛根一斗二升，取醒为度。或用蔓菁菜并小米熟煮，去淬冷之，使饮良佳。

中毒秘方

中蛊毒救法

人有养畜虫毒以病人者，受其毒，心腹切痛，如有物啮，或吐下血，不即治疗，食人五脏尽即死。知是虫与否，当令病人唾水，沉者是，浮者非。治用：巴豆（去心皮熬）十枚，半升豉（熬），釜底墨方寸匕，上捣筛为散，清旦以酒服如簪头大小，行蛊主当自至门，勿应之，去到家，立知其姓名。或以雄黄、朱砂、藜芦、马目毒公、皂荚（去皮子炙）、莽草炙、巴豆（去皮心熬）各二分，上共捣筛，蜜丸如大豆许，服三丹，当转下，先利清水，次出蛇等。常烦闷者，依常法可用鸭羹补之。

中砒毒救法

初中毒时，可用生甘草三两煮浓汁，加羊血半碗，和匀饮之令吐，如仍不吐，是为毒已入腹，此时五脏欲裂，腹必大痛，即用生大黄二两，生甘草五钱，白矾一两，当归三两，水煎汁，数碗饮之，立时大泻，即生。又方，取白鸭杀之，以鸭血封口急急灌下，即治，迟则血冷不治（终身戒食鸭）。

水银毒救法

草木灰煎浓汁饮之，即解。又方，饮水银欲死者，用真川椒数斤，炒热，铺席下，令患者脱衣盖被睡之过一夜，水银从毛孔内钻入花椒内矣，真奇方矣。

木鳖毒救法

肉桂煎汁服之，立愈。又方，凡中木鳖毒者，必身发抖战，用香油一钱和白砂糖一两，灌之亦可。

轻粉毒救法

轻粉性最燥烈，杨梅等疮服此虽易收功，其毒窜入经络，或口齿肿烂，或筋骨疼痛挛缩，久而溃烂，经年累月，甚至终身不愈，致成残废。用土茯苓一两，苡米、银花、防风、木通、白鲜皮各一钱，木瓜钱半，皂荚子四分。上方气虚者加顶上党参一钱，血虚加当归七分，水煎服，日服三次，忌鱼腥发食，并戒房事半年，服至十日，渐次痊愈，功效异常。又方，金银花、山慈姑、紫草各一两，乳香、没药各五钱，上药以盐水六碗，陈酒五碗，煎取六七碗，空腹温服取汗避风。

中金毒救法

凡食金已死者，急取鸡矢半升，水淋得一升饮之，日三服，或吞水银二两，即裹金出，少者一两亦足。

雄黄毒救法

饮防己汁，即解。

莨菪毒救法

米中有水莨菪，园而光，误食之，发狂状如中风，或作呕吐，用甘草煮汁，冷服即解，或捣蓝汁饮之并良。

钩吻毒救法

荠苨八两，水六升，煮取三升，服五合，日五服。

野菌毒救法

取地浆水三四碗，入喉即活，至神至妙。取地浆法如下：干净地上，黄土地更妙，挖三尺深，入水一桶，用棍搅动，即为地浆，能解百毒。又方，绞人尿汁一升饮之即活。

斑猫毒救法

黑豆一斤，煮浓汁，冷饮即解。或以玉簪花根煎水冷服，即解。

盐卤毒救法

生豆腐浆冷服二三碗，至神至妙，如一时难得，以黄豆擂碎，冲冷水去渣服之。

断肠草毒救法

此草有尖圆两种，如服尖叶者，不过一二日，肉即消化，急用活羊血灌一二碗即活。又方，以蕺菜捶汁灌之，其效如神。

中蟹毒救法

凡蟹未经霜者多毒，可用紫苏煮饮之三升。

硫磺毒救法

生羊血为解硫磺之神药，愈后须戒杀生，并戒食羊肉。又方，真乌梅肉（焙干）一两，白砂糖五钱，煎服。

中毒七孔流血救法

刺猬皮煅存性为末，每服三钱，酒调下立止。

食桐油救法

急饮夺酒即解。又方，干柿饼食之亦佳。又方，莲蓬煎水服甚效。

奇病秘方

腹中生蛇

患者体干涸如柴，肤似麟甲，极易辨明。治用：雄黄三两，甘草二两，白芷五钱。上各为细末，择端午日以棕子米搅合为丸如桐子大，食前嚼碎咽下，食后必作痛，切不可饮水，犯则无效。

腹生应声虫

人腹中忽生应声虫，古人治法，将本草读之，遇虫不应声者，用之即愈。兹更有便法一，省读本草之劳，即用生甘草与白矾等分，不须二钱，饮下即愈。

脊缝生虱

本症之原因，为肾中有风，得阴气吹之，即脊部裂开一缝，出虱千余。方用：蓖麻三粒，研成如膏，用红枣三枚，和成为丸，如弹丸大，火烧之，熏于衣上，虱即死。

鼻中生红线

鼻中伸出红线一条，长尺许，少动之，则痛欲死。方用：硼砂、龙脑各一分研末，以人乳调之，轻点在红线中间，忽觉有人拳其背，红线顷刻即消，诚称奇绝。

耳中蚁斗

凡人耳中忽闻有蚂蚁战斗之声者，是为肾水耗尽，又加怒气伤肝所致。方用：白芍、熟地、山茱萸各三两，麦冬一两，柴胡、栀子各三钱，白芥子一钱。上水煎服，数剂后战斗之声渐远，一月而愈。

耳中奇痒

耳中作痒，以木刺之，仍不能止，必以铁刀刺其底，铮之作声，始觉愉快，否则痒极欲死。方用：龙骨一钱，皂角刺二条，龙脑（煅存性）三分，雄鼠屎一枚。上共为末，鼠胆小调匀后，再以入乳调如糊，尽抹入耳孔内，初时痒不可忍，须有人执定其两手，痒定而自愈矣。

肠胃瘙痒

是为火郁结而不散之故。治宜表散之剂，用：柴胡、炒栀子、天花粉各三钱，甘草二钱，白芍一两。上药水煎服，数剂即愈。

指缝生虫

患者指缝间血流不止，有虫如蜉蝣钻出，少顷即飞去，是缘湿热生虫，并带风邪所致。方用：黄芪、熟地黄、薏苡仁各五钱，茯苓、当归、白芍、生甘草、白术各三钱，人参、柴胡、荆芥、川芎各一钱。用药水煎服四剂后，血即不流，更服四剂，手指即完好如初。

掌中突起

患者掌心忽高起一寸，不痛不痒，是为阳明经之火不散，郁于掌中使然也。治用：附子一枚，煎汤，以手握之，至凉而止，如是者十日，首觉剧痛，继乃觉痒，终而突起者，渐归平复矣。

脚底生指

患者蹠之底部，忽生二指，痛不可忍，急以刀轻刺其指出血，次以人参一钱，龙脑三分，硼砂一分，瓦葱一两，上共研细末，随时糁之，以血尽为度，再用人参、生甘草、牛膝、白芥子、萆薢各三钱，白术五钱，薏苡仁一两，半夏一钱，上水煎服，四剂痊愈，外更敷以神膏及生肌散。

狐凭病方

凡人为山魈木魅狐狸虫蛇等所祟者，统谓之狐凭病。方用：生桐油，擦其私处，疾自愈。或以污秽亵衣包裹头部，则怪自大笑而去，永不复来。

无故见鬼

凡人无故见鬼，无论其状为三头六臂，或以断头缺足，或为金甲，或为蓝面，皆由心虚而祟凭之。方用：白术、苍术各三两，半夏、大戟、山茨姑各一两，天南星三钱，附子、麝香各一钱。上药共为细末，捣成饼状，以生姜煎汤化药服下，则必吐顽痰碗许而愈。

毛孔流血

病因由于酒色不禁，恣意纵欲所致，患者足上或和毛孔中，血出如一线，流之不止，即次于死，急用酽醋三斤煮沸，以两足浸入即止，再用人参一两，当归三两，水煎浓汤，别以鲮鲤甲一片炒之，研末，调入药汁中，饮之，即不复发。

喉中有物行动

是由食生菜时，误吞蜈蚣，遂令蜈蚣生于胃口之上，其症候为喉中似有物行动，唾痰时其痛更甚，全身皮肤开裂，有水流出，目红肿而不痛，足水肿不能行。治法：用鸡一只，五香烹煮极烂，乘患者熟睡时，将鸡置其口畔，则蜈蚣闻此香气，自然外出，即宜捉住，切不令再入口中，自一条众数条，出尽乃愈，然后再以生甘草、荆芥、陈皮各一钱，白芍五钱，当归、黄芪各一两，薏苡仁、茯苓各三钱，防风五分，上水煎服十剂，则皮肤之裂自愈，而足肿亦消矣。

胸中有虫

本症原因食鲤而得，患者心中闷甚，饮食不能。宜用：半夏、甘草、人参各三钱，瓜蒂七枚，黄连、陈皮各一钱。上水煎温顿服，立时当吐虫数升，头面皆赤，尾如鱼子（按：此即华先生治广陵太守陈登之方，陈曾患此症，先生为治愈后，坚嘱令断绝酒色，始可长愈，否则二年后，必病饱满而死，登不能听，三年果如华先生言）。

头大如斗

是由痰郁所致，头面忽肿如斗大，视人小如二寸许，饮食不思，呻吟欲肿。治用：瓜蒂、赤小豆各一两，共捣末，取一钱匕，别以香头一合，热汤七合，煮作稀粥，去滓取汁，和散温顿服令吐，一剂而头目之肿消，再剂而见人如故，后用人参、白术、茯苓各三钱，甘草一钱，陈皮五分，半夏三钱，水煎服，二剂自愈。

耳内长肉

是由肾火腾烧于耳所致，患者耳内忽长肉一条，色赤如带，手不可近。治用：硼砂、龙脑各一分，研和点之，立化为水，然后再多服补益之剂调治之，自愈。

脐口突伸

患者脐口忽长出二寸，状似蛇尾，却又非蛇，并不觉痛痒，是由任带之脉，痰气壅滞所致。方用：硼砂、龙脑、麝香各一分，白芷、雄黄各一钱，儿茶二钱，共研末。先将其尾刺出血，此时患者必患昏晕欲死，急以药点之，立化为黑水，急用白芷三钱，煎汤顿服自愈。

遍身奇痒

当有人先遍身发痒，锥刺则少已，赤几又发奇痒，割以刀始快，少顷又痒，以刀割之乃觉痛，并流血不止，乃以石灰止之，复发奇痒，必割之体无完肤而后止，是必平时作恶多端获罪于天所致，患者宜见矢改过，一面用人参一两，当归三两，荆芥三钱，水煎，服三剂必效。

手足脱落

人有手足俱脱落，而依然能生活者，此乃伤寒之时，口渴过饮凉水所致，愈后倘手足指出水者，急用薏苡仁三两，茯苓二两，白术一两，肉桂、车前子各一钱，水煎服，一连十剂，小便大利，俟手足水止之后，即止而不服。

鬼胎秘方

患者腹部膨大，状如妊娠，惟形容憔悴，面目黧黑，骨干毛枯，是由室女或思妇，不克抑制欲念，邪物凭之，遂生此症。治用：红花半斤，大黄五钱，雷丸三钱，水煎服后，越宿即下，血如鸡肝者数百片而愈，再后多服补益之剂调治之。

热毒攻心

患者头角忽生疮疖，第一日头重如山，越日即变青紫，再越日青紫及于全身即死。本症多得之于常服媚药，初起时速用金银花一斤，煎汁数十碗服之，使少解其毒，继用金银花二两，玄参三两，当归二两，生甘草一两，水煎服，日用一剂，至七日以后，疮口始渐能收敛。

肋下生疮

肋下生疮，久则有声如儿啼，此名渊疽症，百药难效，惟用隔蒜灸法在两小腿陵泉穴，各烧七下，或十四下即愈。如不见效，色红者照痈毒方治；皮色不变者，照阴疽方治。

身上发麻

自头麻至心窝而死，或自足心麻至膝盖而死。治用：小孩粪（以干结者佳），阴干瓦上烧枯，烧至烟尽为止，每服三钱，豆腐浆调服。又方，川楝子烧灰为末，每服一钱，黄酒调下。外用吴茱萸调敷两脚心，一周时一换，以愈为止。

男妇病邪

男妇病邪，与邪物交，独言独笑，悲哭恍惚。用：明雄黄、苍术各研末一两，松香二两。上药先将松香烧化，以虎爪和各药末为丸，如弹子大，夜烧火笼中，令病人坐其上，以被蒙住，露头在外，扶住薰之，连薰三夜，邪物自去，愈后必然泄泻，多服平胃散自愈，内有苍术，最能辟邪，真奇方也。终身忌食螃蟹。

身生肉榷

遍身忽肉出如锥，痒而且痛，不能饮食，此名血摊症，不速治则溃烂脓出。急用：赤皮葱烧灰淋洗，内服淡豉汤，数碗自安。

周身发斑

周身发斑，眼赤鼻胀，气喘，毛发硬如铜铁，此胃中热毒结于下焦。用：滑石、白矾各一两，用水二碗，煎至一碗，冷服即愈。

遍身出虱

临卧遍身出虱，血肉俱坏，渐生渐多，舌尖出血，身齿俱黑，脉动鼻开，日饮盐醋汤数碗，十日自愈。

鼠膈病方

症之患者，人前不食，背后偷食，见人则避，面色黄瘦，病因由于食过夜鼠馋之涎所致。用：十大功劳叶，叶似蒲扇，有五角，角有刺，焙干为末，每早空腹服，一钱酒下，半月即愈。

粪便前后互易

本症之原因，为夏季感受暑热，患者粪从前阴出，溺从后阴出，前后倒置，失其常度。法用：车前三两，煎汤三碗，顿服即愈。

肛门生蛇

是为大肠湿热所致，肛门间忽伸出一物，似蛇非蛇，出入自由。治宜内用消药，外用点药。方用：当归、白芍各一两，地榆五钱，莱菔子三钱，枳壳、槟榔、大黄各一钱。上用水煎，饭前温服一剂。外以木耳一两，煎汁洗之，洗后再用龙脑一分，研末点之，伸出物自缩进而愈矣。

男子乳肿如妇人

　　男子乳房忽壅肿如妇之状，扣之痛欲死，经岁不愈，是乃阳明之气，结于乳房之间。治宜消痰通瘀。方用：金银花、蒲公英各一两，天花粉、白芥子各五钱，茯苓、白芍、通草各三钱，柴胡二钱，木通、通草、炒栀子各一钱，附子八分。水煎服。

第八编　眼科门

目赤方

火眼赤烂

艾叶烧烟，以碗覆之，俟烟尽，由碗上将煤刮下，温水调化，洗眼即差。若入以黄连尤佳。

火眼红痛

五月者取老瓜一条，上开小孔，去瓤，入芒硝令满，悬阴处，待硝透出，刮下，留点眼极效。

风眼赤烂

宣黄连（去须）半两，大枣肉（去核）三七枚，杏仁（不去皮尖）五十粒，脑子一字。上以雪水一升，砂锅内文武火煮，留一碗许，窨三七日，以铜筋点，食后临卧，日可三四次，点之。

赤目

目赤之病状，不最易治，且难退而易发。赤丝乱脉者，或痛或不痛，或有泪或无泪，或羞明或不羞明。治疗方法：目中赤脉如火，溜热蒸人者，宜用川黄连八两，片脑一钱，上药以黄连去芦，刮去黑皮，洗净，剁碎，以水三大碗，贮于铜锅，或磁器内煎，文武内熬大半碗，滤去滓，以滓复煎，滤净澄清，入薄磁器，盛放汤瓶口上，重汤蒸燉成膏，熬溶，再滤净，俟数日出火毒，临时旋加片脑以一钱为率，酌量加之，以少许点眼大眦内。若血灌神瞳，宜用：生地黄、赤芍药、甘草各五钱，川芎、防风、荆芥、当归各一两，上药为末，炼蜜丸如弹子大，食后，荆芥薄荷汤嚼下。若眼赤肿闭合者，宜用：土砂三分，石膏一分，片脑少许，上为末，新汲水入，蜜调敷眼眦头尾及太阳穴。若为风弦赤眼者，宜用：铜青（豆大）、防风（寸许）、杏仁（不去皮）二粒，上为切细，入碗中，新汲水浸，汤瓶上燉，令极热洗之，如痛加当归数片。

统治赤眼

蕤仁、黄芩、栀子仁、黄连、秦皮各二两，竹叶一升，上以水五升，煮取一升六合，分三服。外用：淡竹叶五合，黄连四枚，青钱二十文，大枣二十枚（去皮核），栀子仁七枚，车前草五合，上以水四升，煮取二升，日洗眼六七次，极效。

肝热目赤

黄连、秦皮各三两。上以水三升，煮取一升七合，去滓，食后温服，分二次，如人行七八里。

风热目赤

车前、川连各一两。研末，食后温酒服一钱，每日二次。

肝虚目赤

肝虚目赤，以青羊肝薄切水浸吞之，甚效。

睡起目赤

用生地黄汁，浸糯米半升晒干，三浸三晒，以米煮粥，日食一碗，数日即愈。

目赤频年

胡粉六分，蕤仁四分，先研蕤仁使碎，内粉胡中，更热研，又捣生麻子为烛，燃使着，别取猪脂肪于烛焰上烧，使脂流下，滴入蕤仁胡粉中，更研搅使均如饧，以绵缠细杖，子内药内，承软点眼两眦，药须臾冷，还于麻烛上竞而用之。

目赤痒痛

黄连少加明矾，人乳浸蒸，点眼角。

目赤眦痛

龙胆草熬膏点之。

赤丝乱目

青鱼肝汁和蜜，敷目眦。

赤目失明

玄青石（火煅）、石决明各一两，蕤仁、黄连各二两，羊肝七个。上药用竹刀切晒为末，粟米饭丸梧子大，临时茶服二十丸，甚者一月见效。

各种目痛

目痛羞明

目痛羞明畏日，隐涩难开者，宜用：踯躅花、脑薄荷、川芎、羌活、防风、细辛、荆芥、蔓荆子、白芷各一钱，风化硝、青黛、川黄连、石膏（煅）各三钱，鹅不食草三钱。上药为细末，吹鼻中，一日三次。

目痛累年

用生螺取汁洗之，或用入黄连末在内，取汁点之。

目痛流泪

睛痛，热泪如雨者，宜用：紫金皮、白芷、大黄、姜黄、南星、大柏皮、赤小豆、寒水石各等分。上为细末，生地黄汁调成膏，敷眼四围。

目痛无泪

无泪而睛珠痛不可忍者，宜用：防风、白芷各七分五厘，白芍药、熟地黄、当归、川芎各一钱，羌活七分五厘。上药作一服，水二碗煎至一碗，去滓，食后热服。

肝热目痛

肝有实热目痛如刺者，宜用：栀子仁、决明子、蕤仁、车前草、秦皮各一两六钱，石膏一两（碎如豆），苦竹叶、细辛各半两，赤蜜三盅。上九味剉碎，以井华水三大碗，煮取七合，去滓，下蜜更煎，去四合，以绵滤之，干器贮密封，勿使草芥落中，仰卧以药汁细细敷目中。

虚火目痛

凡虚火目痛，其候红而不痛不涩，无眵无泪，内服用：熟地、茯苓、山药、山茱萸、丹皮、泽泻各三钱，白芍、当归、甘菊花各三钱，柴胡一钱，以水煎服，一剂轻，二剂愈。外用：生地黄二钱，葳蕤仁五分，渍于人乳半碗中，越宿，再加白矾半分，加水半碗，时时洗之。

有火目痛

本症之状，目红肿如含桃，泪出不止，酸痛羞明，夜眠多眵。治用：黄连一钱，花椒七粒，白矾三分，荆芥五分，生姜一片。水煎半碗，乘热洗之，日凡七次，明日即愈。

肾虚目痛

（甘卅）枸杞（上好新红者）一斤，用好酒浸一夜，拌炒四起，一起以川椒二两，拌微炒，一起以小茴香炒拌，一起以黑芝麻拌炒，以上三起，均去拌者不用，再以净青盐二两，研末拌炒，汁即入药，外用当归头、生地、白菊花、白术、白茯苓各四两，共为末，每以午饭后，开水服末三四钱，久则目如童子，屡试奇效。

眼暴肿痛

决明子一升，石膏（研）、升麻各四两，栀子仁一升，地肤子、荒蔚子各一两，苦竹叶、干蓝叶各一升，芒硝二两，车前草汁一升二合，麦冬三升。上以水二升，煮竹叶取七升二合，去滓，内诸药，煮取四升，分为四服，每服相去可两日间，再服为度，小儿减药，以意裁之。

目珠夜痛

昼不觉痛，夜间痛甚者，用夏枯穗（炒）二两，香附（醋炒）二两，生甘草（炒）四钱。上共为细末，每服一钱五分，清茶调下，下咽即止，真奇方也。

各种肿烂

目肿

患者目红肿而痛，状如针刺，眵多泪多。治用：柴胡、栀子、白蒺藜三钱，半夏、甘草各一钱。水煎服，一剂即可奏功。

脸肿如瘤

俗名樱桃核，即以樱桃核磨搽，瘤自渐消。

脸肿如粟

俗名偷针眼，取生南星、生地黄各等分，同研成膏，贴二太阳穴，肿自渐消。

眼泡疾核

此症生于上下眼胞皮裹肉处，其形大者如枣，小者如豆，推之移动，皮色如常，硬肿不痛。治疗方法：用陈皮、半夏制各一钱，白僵蚕炒二两，白茯苓一两五钱，生甘草二钱，川黄连三钱。上共研细末，荷叶熬汤，合丸如梧桐子大，每服二钱，白水送下。外用：生南星蘸醋，磨浓频涂眼皮，日敷浅者即消，日敷深者虽不能即消，常涂令皮薄，微微拨损，以手指甲挤进如白粉汁，即消贴贝叶膏收口。贝叶膏：麻油一斤，血余（鸡子大）一个，白蜡二两，上将血余以文火烧化，去渣下火，入白蜡溶化，候温，用绵纸剪块三张，张张于油腊蘸之，贴于磁器帮上，用时揭火张坚患处，日换八九次。

眼丹

本证眼胞上下，红肿疼痛，或肿软下重，不能视物，或焮红紫色，坚硬不垂。治疗方法：初起时用荆芥、防风、羌活、独活、前胡、柴胡、桔梗、川芎、枳壳麸炒、茯苓各一钱，人参、甘草各五分，干姜三片，水二盅煎八分，食远服。若口渴便燥者，用山栀、白芍炒、木香、槟榔、连翘、薄荷各一钱，甘草五分，大黄二钱，黄芩、黄连、桔梗、当归各一钱，上水二盅，煎八分，食前服，加蜜二匙，亦可，以泻其热。若日久消之不应者，宜用生黄芪四钱，穿山甲一钱，川芎三钱，当归二钱，皂角刺一钱半，上五味，水三盅，煎一盅，先饮酒一小杯，后服药。若肿者用南星、陈皮、苍术各二两，黄连五两，姜黄五两，甘草二两，白芷五两，上白天花粉十两，厚朴二两，大黄五两，上十味，共为咀片，晒干，磨三次，用细绢罗筛，贮磁罐，勿令泄气，用茶清同蜜个敷。若溃烂者，用琥珀膏，或白膏药。琥珀膏：定粉一两，血余八钱，轻粉四钱，银朱七钱，花椒十四粒，黄蜡四两，琥珀末五分，麻油十二两，将血余、花椒、麻油炸焦，捞去渣，下黄蜡溶化尽，用夏布滤净，倾入磁碗内，预将定粉、银朱、轻粉、琥珀四味各研极细，共合一处，徐徐下入油内，用柳枝不时搅之，以冷为度，红棉纸摊贴。白膏药：净巴豆肉十两，蓖麻子（去壳）十二两，香油三斤，虾蟆五个（先吃人发一团），先将巴豆肉、蓖麻子入油浸三日，再将虾蟆浸一宿，临熬时入活鲫鱼共烧焦，去渣净，慢火熬油，滴水成珠，离火倾于净锅内，再加官粉二斤半，乳香末五钱，不时搅之，冷定为度，用时重汤炖化，薄纸摊贴。

烂弦风

枯矾一两，铜青三钱。共研成末，沸水溶之，俟澄清后，取之点洗极效。

眦烂多脓

干姜、决明子、矾石、蕤仁、细辛、黄连、戎盐各六铢，铜青三铢。上以水少许渍一宿，翌晨以白蜜八合和之，着铜器中，绵盖器上，着甑中，以水三斗，麦屑蒸之，饭熟药成，去滓，以新死大鲤鱼胆二枚，和内药中，又以大钱七枚，常着药底，兼常着铜器中，竹簪绵裹头，以注目眦，昼夜三四，不避寒暑，数着药讫，又以鱼胆和好覆药器头，勿令气泄。

毒瞎眼方

凡新生小儿，或月内，或月外，两目红涩闭肿烂，两目不开，以蛐蟮泥捣涂囟门，干则再换，不过三四次即愈。

眼瞪成漏

凡眼下空处，生疖出脓，流水不干，日久成漏，诸药不效者，以柿饼去皮取肉，捣烂涂之，十日痊愈。

眼内生虫

红枣去核，用黑矾填满枣内，入炭火内煨过研为细末，再用朴硝放砂锅熬炼，滴水成珠，取出候冷，不必研末，用枣矾末一二钱，朴硝五六分，一并和匀，开水对冲，露一夜洗之，三五次即愈。

眼边生虫

覆盆子（末）一钱，干姜（烧灰）、生矾各五厘，枯矾一分。上药共研细，蜜个用绸片做膏药，贴眼上一夜揭起，虫沾绸上，次晚又将肥猪肉切片，贴眼上一夜即愈。

睛漏疮

此症生于目大眦，初起如豆如枣，红肿疼痛，疮势虽小，根源甚深，破溃出粘白脓者顺，出青黑脓或如膏者险。治疗方法：初起宜服疏风清肝汤，溃后用黄灵药捻入疮口，并贴万应膏，其口渐渐收敛，有脓从大眦内出者成漏难敛，亦有疮口过出泪液以致目内干涩者，收敛更迟，若溃断眼过弦者不治。疏风清肝汤：当归尾、赤芍、荆芥穗、防风、川芎、菊花、生栀子、薄荷各一钱，柴胡、连翘（去心）各一钱五分，银花二钱，生甘草五分，上用灯心五十寸，水煎，食远服。黄灵药：食盐五钱，黑铅六钱，枯白矾、枯皂矾、水银、火硝各二两，明雄黄五钱，先将盐、铅浴化，入水银结成砂子，再入二矾、火硝同炒干，研细，入铅汞再研，以不见星为度，入罐内泥固济封口，打三炷香，不可太过不及，一宿取出视之，其白如雪，拌入明雄黄末五钱。万应膏：川乌、草乌、生地、白敛、白芨、土木鳖、穿山甲、乌药、甘草、独活、元参、定粉、大黄各五钱，上十三味，定粉在外，用净香油五斤，将药浸入油内春五，夏三，秋七，冬十，候日数已足，入净大锅内，慢火熬至药枯，浮起为定，住火片时，用布袋滤去渣，将油称准，每油一斤，对定粉半斤，用桃柳枝不停搅之，以黑如漆亮如镜，滴入水内成珠为度，薄纸摊贴。

障翳星点

黑子障目

鸡子两枚，蒸熟去壳，与桑寄生同入水中煮之，略和以砂糖，食之数次，自愈。

障翳秘方

秦皮、黄柏、黄连、黄芩、决明子、蕤仁各十八铢，栀子七枚，大枣五枚。上以水二升，渍煮，取六合，澄清，仰卧洗，日一。

内外障翳

用麻黄根一两，当归身一钱，同炒黑色，入麝香为末，时时搐鼻。

远年目障

用鹅不食草、川芎、青黛各等分为末，搐鼻取嚏。

白翳

珊瑚、琥珀、玉屑、曾青、紫贝、朱砂、伏鸡子壳（去白皮）。上七味各等分，研重筛为散，仰卧以米许置翳上，四五度。又方，用不落水猪苦胆一个，以小刀剖开，取出苦水，弃去胆囊，将苦水置于铜物内，向炭炉上煎令干，即为小丸如菜子大，候冷纳入目中，遇热仍化为水，能去翳障，朝夕各纳二丸，丸尽即愈，奇效无比。

赤翳

熊胆五分，以净水略调，去尽筋膜尘土，加冰脑一分，研匀，痒加生姜粉少许，纸卷点眼。

星翳

用白盐少许，灯心蘸点三五次，不痛不凝，屡用有效。

花翳

用刀括指甲细末，和乳点之，其翳自消。

病后生翳

用白菊花、蝉脱等分为散，每用二三钱，入蜜少许，水煎服，验。

卒生翳膜

蛇蜕皮一条，洗晒细剪，以白面和作饼，炙焦黑色，为末，食后温水服一钱，每日二次。

眯目生翳

物入目中，久而不出，即生翳障，用瞿麦、干姜（炮）为末，井华水调服二钱，日二服，即愈。

目中起星

白蒺藜三钱，水煎汁，日洗眼七八次，三日即除。

移星秘方

蔻仁二粒，细辛一钱，辛夷一钱，归尾五分，共研细末，丝棉包好，左眼塞右鼻，右眼塞左鼻，屡试屡验。

目病杂治

畏日羞明

石决明、黄菊花、甘草各一钱，水煎冷服。

瞳人反背

蜜蒙花、蝉蜕、白菊、郁李仁、生石膏、生草决明、石决明、甘草、谷精草、白矾各四钱，百部二钱，珍珠四分。共为末，煮服，若即发冷者，其光必转，若光未尽转，再服一剂必愈。

拳毛倒睫

平晨日未出之际，令一眼明人把镊子拔之，去倒睫毛，勿使毛断，连根去之，下手十减八九，疼痛立止，至夜点千岁藁（即巨苎）汁，三五日将息，方得平复。忌风寒日月光及烟火房室五辛。

眼暗不明

防风、细辛各二两，芎䓖、白鲜皮、独活各三两，甘草炙、橘皮去脉各二两，大枣去核二七枚，甘竹叶一升，蜜五合，以水一斗二升，煮取四升，去滓，下蜜，更煎两沸，各为四服。

目中风肿

矾石（熬末）二钱，以枣膏如弹丸，以揉目上下，食顷止，日三。

目中息肉

驴脂、石盐上二物和匀，以之点眦，即差。

目昏多泪

用生地、熟地、川椒（去子闭口者不用）等分为末，蜜丸梧子大，每服五十丸，盐米汤空心下。

风眼下泪

用木耳一两，烧存性，木贼一两为末，每服二钱，以清米泔水煎服。

迎风冷泪

用香附、苍术、椒目末吹鼻中。

青盲秘方

本症病状，瞳神不大不小，无缺无损，气色亦与健康人无异，视不能见物耳。用白羊肝一具，黄连一两，熟地黄二两，同捣丸桐子大，食远茶服七十丸，日三服。又方，以猪胆一枚，微火煎之，丸如黍米，内眼中。食顷，内服用：黄牛肝一具，土瓜根三两，羚羊角屑三升，蕤仁三两，细辛六两，车前子一升，上六味药合肝于瓶中，春夏之月封之十五日，冬月封之二十日，出曝干，捣上筛酒服方寸匙。

雀目秘方

老柏白皮四两，乌梅肉（熬）二两，细辛、地肤子各四两。上捣筛为散，每食后清酒服二方寸匙，日三四服差。又于七月七日、九月九日取地衣草，净洗阴干末之，酒和服方寸匙，日三服，一月即愈。

睛上生晕

取大鲤鱼胆，滴铜镜上阴干，竹刀刮下，点入少许，晕自渐消。

失明秘方

青羊肝一具，去上膜，薄切之，以新瓦盆子未用者净拭之，内肝于中，炭火上炙令极燥，脂汁尽取之，别捣决明子半升，蓼子一合，熬令香，下筛三和合和，更筛以饮汁，食后服方寸匙，渐加至三匙，不过两剂，能一岁复可夜读书。

眼珠宿人

以老姜一块，烧极热，敷于眉心即愈。

睛陷

目睛瞳人内陷，俗称陷睛翳。治疗用：熟地四两，山药二两，山茱萸、丹皮（炒）、楮实、枸杞、蒺藜（炒）二两，蔓荆子一两，泽泻五钱，黄柏一两，知母一两，茯苓二两，上药共为细末，炼蜜为丸，每服三钱，白水送下，晚服。若未经用渗利而下陷者，仍当用清心清肾而目自平矣：菊花、决明、木贼、蒺藜各五分，黄柏、麦冬各五分，知母五分，柴胡、薄荷、川芎、青皮各五分（右目倍用之），黄芩、栀子、桔梗、枳壳、陈皮各五分，大黄一分，上药水煎，临睡服。

目痒

煎成白盐三匙，乌鲗鱼骨（去甲）四枚。上二味以清酢浆水四升，煎取二升，澄清，每及晚洗眼，极效。

目涩

于上已或端午日采取青蒿花或子，阴干为末，每次用井华水空腹下二钱，久服自愈。

眼皮翻出

石膏（煅）五钱，栀仁一两，甘草三两，豨莶草（酒蒸晒干）四两，防风二两酒拌微炒。上药共研细末，体壮者每服二钱，弱者一钱，小儿减半，白滚水送下。

目睛击伤

煮羊肉令熟，熨勿令过，熟猪肝亦得。

瞳仁散大

熟地切片二钱，归身一钱，白芍（酒炒）一钱，车前子八分，川芎八分，菟丝一钱，菊花八分，青葙子八分，北五味九粒。上药不用引，口渴头昏，加生地、麦冬各一钱；口不渴，头不昏，无相火者，加枸杞一钱。

目中生管

用生白蜜涂目，仰卧半日洗去，每日一次，自愈。

眼癣

飞棋三两，真铜绿一两，梅片三分，绿胆矾六两。上药合研细末，用鸡蛋清调搽即愈。

石灰入目

先以芸苔油洗涤，更滴入糖水少许，不久自愈。

碱水入目

以清水洗涤眼部自愈。若用新鲜牛乳点之，尤效。

沙石入目

以鸡肝捣烂涂之，极效。

竹木入目

以书中白鱼，和乳汁注目中良。

飞丝入目

雄鸡冠血滴入目中，见有红丝，即卷去之，此方极效。

麦芒入目

取生蛴螬以新布覆目上，将生蛴螬从布上磨之，芒出者布良。

箭头入目

寒食饧糖，即寒食日所做之米糖，如无不论何日所做米糖亦可，点入待其发痒，一拔即出。

泥沙入目

顶粗牛膝一条，约二寸长，本人自行嚼烂如泥，吐出搓丸，塞于两眼角，其泪流必多，少刻，泥沙裹药而出，其目随愈。左眼以牛膝在口内右方嚼，右眼则左方嚼，虽肿痛欲瞎者，无不立效。

夜不见物

俗称鸡盲眼，此肝虚也。黄蜡不拘多少，溶汁取出，入蛤粉相和谓宜，每用二钱，以猪肝（羊肝更炒）二两批开，掺药在内，麻绳扎定，水一碗，同入铜锅内煮熟，取出乘热薰眼，候温，连肝食之，日服两次，以愈为度，其效如神。

昼夜不闭

一妇因受惊，两目昼夜不合，用郁李仁三钱，酒煮饮之，尽醉即愈，极效。

眼生红子

有人白眼珠上生一红颗，顷刻头面皆肿，用真熊胆二粒米大，开水调服立愈。

痘后目瞖

用覆盆子根，捣洗澄粉，以干蜜少许和之，点于瞖丁上，日二三次自散，须于百日内治之，久即难疗。

产妇目昏

妇人产后，目睛昏花不明，或有两目红肿疼而昏。倘有血虚而昏者，宜用：菊花、决明、蒺藜各五分，当归、川芎、白芍、熟地各一钱，柴胡、薄荷、青皮、黄芩、栀子、枳壳、陈皮各五分，上用益母草一大撮，水一碗半，煎一碗，晚服。两目红热肿疼而昏者，则为血实，宜用：菊花、决明、木贼、蒺藜各五分，延胡索（研）、琥珀研各五分，灵脂（生）、蒲黄

（生）各五分，桃仁二分，红花二分，木通五分，山楂一钱，柴胡、川芎、薄荷、青皮（左目倍加）各五分，黄芩、栀子、桔梗、枳壳、陈皮（右目倍加）、大黄一分。

老人目昏

老人目昏，不能视物，此系肾虚。宜用六味地黄丸与补中益气汤相间服之。主方地黄丸：熟地四两，菊花、山药、茯苓、楮实、枸杞、决明、蒺藜、菟丝各二两，丹皮（炒）两半，泽泻五钱，黄柏、知母各一钱，上共为细末，炼蜜为丸，每晚服三五钱，白水送下。明目益气汤：黄芪一钱，人参八分，甘草五分，当归、柴胡、升麻各三分，陈皮八分，菊花、蒺藜、决明、木贼各五分，黄柏一钱，大枣一枚，上水煎，作一剂服。

第九编　喉科门

帘珠喉

满喉如白绸，细状两边，微肿，根有白点带红色，小舌红肿，咽水大痛，此症因郁积热毒而发，其脉两寸浮洪，两尺亦数大而洪，此上盛下虚之症也，宜清火，用六味汤加盐炒黄柏二钱，酒炒黄芩一钱，盐炒知母二钱，熟石膏五钱，山豆根、盐炒元参二钱，山栀一钱，木通一钱，生地二钱，服一剂，来日再加连翘三钱，紫花地丁三钱，熟地二钱，丹皮二钱，草河车二钱，川连一钱，金汁一盅，或煎柏皮汁一盅，冲服乃妙，外吹药，六七日可愈。

呛食哑喉

此症因伏邪在肺，声哑呛食，六脉迟细，属于阴症。余曾治一人年二十，患此三年，饮食少进，病在将危，余诊视再三，病虽久，脉尚有力有根，或可治，用六味汤加麻黄三钱，桂枝一钱，苏叶三钱，木通一钱，细辛二钱，白芷一钱，诃子一钱，皂核三钱，姜炒半夏二钱，连服五六日，病虽退而声哑未除，换加桔梗一两，诃子七钱，甘草七钱，薄荷一钱（以上俱童便炒），麻黄一钱，煎数沸噙嗽徐徐咽下，服十剂乃愈，后服补药健脾。

内外肿喉

此症生于喉关之下，阴阳相结，内外皆肿，或有烂斑火郁之症。用六味汤加炒黄芩三钱，熟军五钱，海浮石二钱，外吹药来日换，加丹皮钱半，生地二钱，酒炒黄芩二钱，生石膏三钱，炒山栀一钱，木通一钱，即少商商阳两手四穴，如背寒加羌活，胃泛加葛根、柏枝汁，亦可漱之。

风热喉

此症感风热而起，满喉发细红点，根带淡白，舌下两边三四块，六脉洪紧。用六味汤加盐炒元参二钱，酒炒黄芩三钱，山栀一钱，花粉一钱，一服可愈，外用吹药，兼服八仙散。

紫色虚喉

喉间紫红，久之变烂，如生漆色，因初起，早服寒凉之药故也。此症肺胃伏寒平而不肿，饮食难进，吐出乃腐肉者，宜急治之，如误认为火热之症，反以三黄、犀角、羚羊角等药则吃成死矣。此等紫色之症，不论名色，喉间绝无影形，满喉背紫，脉缓身凉，用六味汤加细辛五分，葛根一钱，苏叶一钱，白芷、川芎、麻黄各一钱，服后，紫变为红，换加盐炒元参二钱，酒炒黄芩二钱，花粉二钱，即愈。

喉癣

此症因肾虚火旺，发癣于喉，不肿而微红，上有斑点，青白不一，如芥子大，或针孔绿豆大，每点生芒刺，入水大痛，喉间声哑，咳嗽无痰，六脉细数者，用知柏地黄汤兼四物汤，加麦冬炒，元参盐炒，女贞子、枸杞、人参、洋参（二参或煎药，不用入丸药亦可）、首乌、阿胶各二钱，十服后，用附桂八味丸加女贞、枸杞、二参，俱盐炒，淡盐汤下，每服四钱，如前。知柏地黄汤、四物汤服后不应，酌加附桂，每服各三钱，冷服，此引火归原之法也。如六脉洪数恐难脱体，外用吹药治之。

喉疳

此症肾虚，火旺沸腾，上部而发喉间上腭，有青白红点，平坦无刺，故名喉疳。声不哑，不咳，两尺脉虚者是也，先用六味汤去荆防三味加盐炒元参一钱，酒炒黄芩二钱，丹皮二钱，生地二钱盐炒，山栀一钱盐炒，水拌再炒，女贞钱半，盐炒知母钱半，男加龟板五钱，女加鳖甲五钱，服五剂或十剂如不愈，再加附桂各三分，另煎入药，冷服。愈后合附桂八味丸加元参、知母、女贞、枸杞（各药俱盐水炒），一料可愈，外用吹药。

飞扬喉

此症风热上壅，上腭红肿，气不能通，咽物不下，从小舌中飞扬满口，此系凶恶之症，急针患处出血泄气吹药，内服六味汤加连翘、葛根、黄柏、山栀、木通各一钱，生石膏四钱，一二服可愈。

虚哑喉

喉间不肿，两边关内少有红点，声哑不明，牙关不开，此症乃内外风火，因喜食酸涩之物，肺气不清故也，用六味汤加细辛三钱，苏叶两钱，服一剂，声音不哑，换加生地、丹皮各二钱，盐水炒，山栀、木通、花粉各一钱，二服愈矣。

声哑喉

此症寒伏肺腑，不肿不红，又无烂点，惟觉干痛，难于饮食，用六味汤加苏叶、麻黄各二钱，细辛五分，二服后，麻黄、苏叶各减半，再二日换加花粉、黄芩、羌活、姜炒半夏各一钱，皂核二十粒，诃子二钱，桔梗五钱，甘草五钱，上三味皆拌童便炒，四五服乃愈，初起不可用凉药，此症非三四月不能求痊。

烂沙喉

此症发于伤寒之后，表邪未尽，生喉关内肿烂，右关脉急肺脾之症，可用六味汤半服，加酒炒黄芩一钱，花粉一钱，盐炒元参二钱，葛根一钱，生石膏二钱，淡竹叶二钱，草河车二钱，连服四剂，如烂斑不退，加生大黄三钱，津化八仙散、玉枢丹，每服五分，三服可收功。

双乳蛾

此症感胃肺二经而生于关口，上部两边如樱桃大，肺胃之症也，身发寒热，六脉弦数，先针少商、商阳两手四穴，或挑破患处，出血亦妙，先用六味汤加陈皮、海浮石、苏叶、羌活各钱半，两服可愈，如肿不退，六脉有力，加大黄三钱。

单乳蛾

此症生于双蛾地部之旁，或左或右，六脉浮数，因伤寒后邪未散尽，身热恶心，恐见痧疹，用六味汤加葛根二钱，苏叶一钱，羌活二钱，鲜芫荽五钱，无鲜者，用子三钱，一服退半，来日再加黄芩酒炒二钱，花粉五钱，山栀、赤芍、木通各一钱，即愈。

烂乳蛾

此症因肺胃郁热，红肿烂斑，大痛难食，六脉弦紧，宜急针少商、商阳两手四穴，用六味汤加葛根二钱，苏叶、盐炒元参各一钱，炒黄芩二钱，冲柏枝汁一杯，漱喉间，徐徐咽下，再用八仙散一服，津化下，来日去苏葛二味，加山栀、木通、生地、丹皮、浮石、花粉各二钱，脉大有力加生大黄三钱，脉虚用八仙散同柏枝汁，照前吃法，三四日可愈。如声哑背寒，六味汤加葛根二钱，苏叶一钱，羌活一钱，细辛三分治之。

风寒蛾

此症因风寒而起，肿大如李头，不能下视，气塞不通，寸关之脉浮紧肺胃之症也，即针少商、商阳、少冲两手六穴，用六味汤加苏叶三钱，羌活一钱，一服可愈。若早用凉药，则不能退矣。

白色乳蛾

肿塞满口，身发寒热，六脉浮弦，因肺受风寒之症也，六味汤加苏叶二钱，细辛三分，羌活二钱，一服可愈。

石蛾

此症因胎生，本原不足所致，生于乳蛾地位，少进寸，初生不可用凉药，不可动针刀，此乃肝火老痰结成恶血，凡遇辛苦即发，用六味汤加贝母一钱，生地二钱，牛蒡一钱，麦冬一钱，木通一钱，服四五剂，如不退去，六味用生地钱半，丹皮一钱，象贝母钱二分，甘草、牛蒡各一钱，桔梗八分，麦冬一钱，木通六分，薄荷二钱，灯心二分，服以愈为度，外吹退肿药。

伏寒喉蛾

凡伏寒之症，其色紫，治法同紫色喉痈门。如孕妇喉痈虑服药有碍，将药煎浓漱喉，吐去亦可愈。

烂喉痹

此症因肝胃热毒外感时邪而发，形如花瓣，肿烂白斑，痛叫不食，目睛上泛，六脉洪大，速针少商、商阳、关冲、少冲两手八穴，有血生，无血死，用六味汤加生大黄一钱，盐炒黄芩二钱，入酒少许，元参二钱，盐炒生地二钱，丹皮二钱，海浮石二钱，山栀一钱，木通一钱，两服后去大黄，用六味汤再加生石膏三钱，诃子钱半，整柏仁、柏枝汁制二钱，四服可愈，并服八仙散二钱，津化下。此症若脉细，身凉不治。

白色喉痹

此症因肺胃受寒，脉迟身热。用六味汤加细辛三分，羌活二分，苏叶、陈皮各一钱，二服可愈。若变红色，干痛，去前四味，换加山栀、木通、酒炒黄芩、生地、黄柏各一钱，痰多加海浮石、半夏、花粉各一钱。

寒伏喉痹

此症肺经脉缓寒重色紫，亦不大肿，若误服凉剂，久之必烂。凡遇紫色者，不可作火治，六味汤加细辛五分，麻黄、桂枝、苏叶、瓜蒌、诃子、牛蒡各一钱。甚者吐出紫血块，治法亦同。未烂者加苏叶二钱，细辛五分，柴胡、海浮石各一钱。肿与不肿同治。

双喉痹

生于上腭关内，两边形如榄核，痛而难食，胃经积热所致，或发寒热，两关脉洪大者是也，速针患处，或少商穴亦可，先用六味汤一服，来日再加黄芩、山栀、木通、炒元参各钱半，一服可退。烂者不可针，但于患处用吹药。

单喉痹

或左或右治法同双喉痹。

淡红喉痹

肿如鸡子，饮食不下，身发寒热，眼红呕吐，恐有斑毒在内，急针少商、商阳、关冲、少冲左右八穴，或患处挑破，用六味汤加苏叶、羌活、葛根各二钱，鲜芫荽五钱，服一剂满身发出痧疹，呕吐即止。或身热不退，喉外亦肿，此内火外泄也，用六味汤，换加生大黄三钱，葛根、黄芩、山栀、元参、花粉各二钱，生石膏五钱，滑石二钱，二服后去大黄、石膏，再服四五剂可愈。有烂斑，用八仙散一服，津化下，兼服柏枝汁。此症因伤寒时邪未消之故，两关脉沉细两寸尺四脉虚数者是也。

走马喉痹

内外俱肿，此系急症，肝脾火闭不通而为痹，或发寒热，脉洪大者生，沉细者死。用六味汤加葛根二钱，柴胡一钱，细辛五分，漱之，再加角刺二钱，归尾二钱，赤芍二钱，草河车二钱，生军五钱，痰多加海浮石三钱，制半夏二钱，身热背寒加羌活一钱，苏叶一钱，急刺少商、商阳、关冲两手六穴血多为妙。

内肿锁喉风

此症由肺胃两经阴阳相结，内塞不通，外无形迹，喉内多痰，而喘治法兼见下缠喉风门灌吐法，再用六味汤加升麻二钱，生军五钱，细辛一钱，苏叶二钱，桂枝一钱，羌活二钱，煎数沸服，或泻或吐为妙，如不吐泻，针少商、商阳、关冲、曲池、合谷左右十穴，有血者生，无血者死，左右关寸脉弦紧，洪大者生，沉迟者死，吹吊痰药。曲池穴在肘曲横纹头臂之外侧。合谷穴在虎口，背大指食指合界之端，宛宛中央。

缠喉风

因肺感时邪风痰上壅，阴阳闭结，内外不通，如蛇缠紧关，下壅塞甚者，弓反张，牙关紧闭。先用开关药吹鼻擦牙，以吐为度，再速针颊车左右二穴，灸艾数壮，或用鸡蛋清冲白矾灌之。以上诸法，如不吐，再针少商、商阳、关冲、少冲、少阴五穴，有血为度，无血不治，用六味汤，加生军一两，麻黄、羌活、苏叶、诃子各二钱，煎灌，或泻或吐，皆妙，如不吐即针之，针而无血，六脉沉细者不治，吹用胆矾去痰药。

匝舌喉风

此症生于喉之上下两边，迫于小舌有泡，或红或紫，外脸皆肿，喉内不肿，舌卷粗大，此恶症也，痊者甚少。用六味汤加黄连一钱，黄芩二钱，生军四钱，连翘二钱，冲玉枢丹一钱，急进三四服，或有可生，如牙关黑肿，齿落头摇不治。此症乃肺肝积毒所致。

虚烂喉风

此症因本源不足，虚火上炎，生于喉之关内，上下红色白斑，痛烂不肿，六脉细数是也。初起用六味汤，加盐炒元参二钱，酒炒黄芩二钱，炒山栀、花粉各一钱，生地三钱，丹皮二钱，二服后，去六味汤，加盐炒知母、黄柏各一钱，服五剂。如两关脉大作，结毒，治用药照下胃热毒门，外吹药，并服八仙散。

白色喉风

此症因寒包火伏于肺经，白而不肿，上有红紫烂斑脉象不数，身热怕寒，火欲外发。用六味汤加葛根一钱，苏叶一钱，柴胡五分，花粉钱半，桂枝、羌活各一钱，一二服兼八味神仙散一服津化下，患处变红色，换加盐炒元参二钱，酒炒黄芩二钱，炒山栀、木通各一钱，二服可痊愈。紫色喉风同此治法。

酒毒喉风

此症因醇酒厚味所致，生于关内，红肿痰多，咽物不下，肺脉独迟，两关皆大。用六味汤加生甘草一两，葛根一钱，海浮石三钱，枳椇子二钱，山栀一钱，煎汤漱之，来日再加盐炒元参、生地、丹皮各二钱，四服可愈，吹退肿药。

劳碌喉风

此症肝肾两虚，发于关内，满口有红点，根白不肿，常有血腥气，劳碌即发，脉象数而中空，为芤脉是也。用六味汤加盐炒黄黑色元参二钱，盐炒知母二钱，生地二钱，丹皮、木通各一钱，来日再加连翘、酒炒黄芩、花粉各一钱，山栀一钱，两日后，去六味汤，换煎方，盐炒元参二钱，女贞子钱半，生地钱半，麦冬一钱，丹皮二钱，枸杞二钱，龟板三钱，生首乌五钱，生甘草一钱，二服可愈，外吹消散药。

酒寒喉风

因酒后受寒，关内两边平而不肿，有淡红块四五粒，咽物觉痛，身无寒热，六脉洪大。用六味汤加花粉二钱，枳椇子二钱，酒炒黄芩二钱，葛根一钱，二服可愈。

肿烂喉风

此症因风火内炽，肺胃脉洪数，用六味汤加葛根、花粉各一钱。如红烂不退，药不能入，再用六味汤加淡豆豉、木通、山栀、盐炒知母各二钱，花粉、当归、柏子仁各一钱，丹皮二钱，生地钱半，海浮石三钱，兼柏枝汁一杯，冲药服五六剂而安，外吹消散药。

肺寒喉风

此症因肺受重寒，生在关内，下部两边如扁豆壳样，平而不肿，大痛难食，不穿不烂，背寒怕冷，右寸关弦紧。用六味汤加羌活、苏叶各二钱，当归、柴胡、牛蒡、桂枝各一钱，细辛五分，二服可愈。

辛苦喉风

此症因日夜劳苦而发，不肿不大红，但微红而痛，小舌左右常出血，上部之脉洪紧。用六味汤加盐炒元参、酒炒黄芩各一钱，山栀二钱，木通一钱，连翘二钱，火重者加生地二钱，盐炒知母二钱，丹皮、泽泻、花粉各一钱，三服可愈，外吹消散药。

淡红喉风

此症肺胃感冒风邪而发肿，连小舌肿塞不通，声音不清，右手关脉弦紧。宜针少商、关冲、少冲两手六穴，急者患处亦可挑破，用六味汤加羌活、苏叶、葛根各二钱，一服即可愈。

伏寒喉痛

因积寒在内，外感时邪而发，其色红肿，或带紫色，脉浮不数。用六味汤加羌活、葛根、草河车、穿山甲、赤芍、归尾各一钱，细辛三分，二服后，去羌活、葛根，加山栀一钱，五日可痊。

肿烂喉痛

此症因脾家积热而生，红肿溃烂，两手关脉洪大者是也。针少商、商阳、关冲、少冲两手八穴，血多为妙。先服八仙散，放舌上津化下，再用六味汤加盐炒元参二钱，盐炒黄柏一钱，酒炒黄芩钱半，生大黄二钱，山栀、木通各一钱，草河车二钱，煎服泻过，去大黄再服三日，后用十八味神药，柏枝汁，咽嗽即愈，外兼用吹药。

淡白喉痛

此症因脾肺受寒，其色不红。若用凉剂，七日之内成脓，有脓即针破。初起肿针少商、商阳两手四穴出紫血，用六味汤加苏叶、赤芍、归尾各钱半，一服，加穿山甲、皂角刺、草河车各二钱，再服可愈。此症六脉紧身，发寒热者是也。

大红喉痛

此症脾肺积热，其色鲜红，肿胀关内，六脉洪大，身发寒热。急针少商、商阳穴或患处出恶血，用六味汤加山栀、木通各一钱，海浮石、生大黄各三钱，归尾、角针、草河车各三钱，赤芍、花粉、黄芩各钱半，先将十一味，煎二三十沸，后下六味汤同煎，二服可安。

声哑喉痛

此症因受寒太重，肺脉闭塞，以致声哑，饮食难进，或有烂斑，右寸脉沉涩，脾胃洪大，背寒身热。用六味汤加羌活二钱，葛根、苏叶各一钱，漱之，二日后声音不哑，换加花粉一钱，乳香五分，葛根、酒炒黄芩、归尾、赤芍、穿山甲、角针各三钱，再服八仙散、玉枢丹，二服可愈。

单喉痛

或左或右，身热背寒，脾胃之症也，有红点风热，无红点风寒脉象如前，六味汤加苏叶、羌活各二钱，漱咽，一服，来日再加赤芍、穿山甲、归尾、山豆根、山栀各钱半，服一剂可愈。

外症喉痈

此症生于颔下，天突穴之上，内外皆肿，饮食有碍。初起无痰，涎内不风形迹，此风毒之痈也，六味汤加黄芩、角针、山甲、归尾、赤芍、草河车各二钱，红花、葛根各一钱，乳香五分，连三服，以消为度。已成出脓，必成漏管，用十全大补汤收功。

兜腮喉痈

生于腮下，其名悬痈，因郁积寒气而发。外用灸法二壮，用六味汤加山甲、归尾、角针、川芎、白芷各一钱，升麻三分，红花、乳香各五分，以消为度，有脓针之，若成漏多用参芩内托，或可收功，此症不可轻忽。

舌上痈

生于舌中心如梅子大，不能言语，此症热入心包络而发，左寸脉宜洪大数不宜细缓，红肿可治，黑者不可治。六味汤加川连一钱，连翘、草河车各五钱，生军四钱，地丁三钱，外吹牛黄消散药，以愈为度。

舌下痈

乃脾肾积热而发，然舌下有金津玉液二穴通于肾经，水枯方生，此症，诊其左尺洪数者是也。六味汤加生地、草河车各二钱，葛根、花粉、丹皮各一钱，元参二钱，二服，用十八味神药收功，吹药如前。

第十编 牙科门

阴虚牙痛

缓痛者是。生附子研末，口津调敷两足心，极效。又方，枸杞一两，蒸瘦猪肉食一二次，神效之至。又方，胡桃壳四五斤，打至粉碎，加川椒、食盐少许，熬成浓汁，摊冷时时漱齿极效。

风火牙痛

腮外发肿者，呵风亦痛者是。白芷焙末，蜜丸，朱砂为衣，每服一粒，荆芥汤下。又方，生地捣烂，加潮脑少许（不可过多），捶匀贴患处，吐出涎水神效。又方，生丝瓜一条，擦盐少许，火烧存性，研末频擦，涎尽即愈，腮肿用水调末敷之极效。

虫蚀作痛

痛在一处，齿缝有脓或无脓者是。雄黄末以枣膏和为丸，塞牙孔中，以膏少许置齿，烧铁篦烙之，令彻热，以差止。又方，明雄末二两，真小磨麻油四两调匀，含口漱片时吐出，再漱数次即愈，有人虫牙痛不可忍，饮食不进，百治不验，用此断根屡试屡验，此治虫牙痛第一奇方也。又方，五倍子煎浓汁，含漱数次，其虫立死，其患永除。

风寒牙痛

风寒牙痛，恶寒者是。用川椒三分，细辛二分，白芷、防风各一钱，用滚开水泡透，时时含入口，片刻，吐出再含，自愈。

风热牙痛

风热上蒸牙痛，此实痛也。用连翘、滑石、银花各一钱，水煎服，极效。又方，淡竹叶三钱，石膏三钱，煎服即愈。

肾虚牙痛

破故纸二两，青盐五钱，炒研擦牙极效。

牙痛面肿

蒴藋五两（以水五升煮取四升去渣），蜀椒、吴茱萸、独活、乌鲗鱼骨、桃胶各一两，桂心半两，酒一合。先将蜀椒等六味，以水二升，煮取八合，投蒴藋汁及酒，更煎取一小升，去滓含之，就病，日三，以差止为度。

风齿根出

石黛五分，细辛、棘刺、菖蒲、香附子、当归、青木香、胡桐律、干姜各四分，青葙子六分。共捣为散，以半钱匕绵裹，就齿痛处含之，勿停，差止。再以苦参八分，大黄、黄芩、枳实、地骨皮各六分，玄参、黄连各八分，捣为散，蜜和丸，食后少时，以浆水服一至十五丸，日再服，至二十丸，增减自量之。忌蒜面猪肉（按：棘刺，又名棘针，为鼠李科酸枣的棘刺）。

牙根肿痛

山慈菇枝根煎汤，漱吐极效。又方，红肿甚者牙痈，刺出毒血，用珍珠散吹之，内服龙胆草、归尾各钱半，黄芩、木通、泽泻、车前子、生地、生甘草各一钱，上方水煎服即愈。

牙齿挺出

羊肾脂、泔淀各二合，牛粪绞取汁一合，甘草半两生用末之，青黛、雄黄各半两末之。上六味相和，铜器中微火煎五六沸，取东引桃枝如筋大六枝，以绵缠头，点取药，更互热，烙齿断际，隔日又烙之，不两三日，看好肉生，以差乃止。欲烙时，净刮齿牙根上，然后为之，不尔肉不生，十余日，忌生冷酢酒肉陈臭，一后禁油。

齿痛有孔

莨菪子数粒，内齿孔中，以蜡封之，即差。

牙宣

本证为牙根宣肿，龈肉日渐腐颓，久则削缩，以致牙齿宣露。治疗方法：先用白蒺藜一两为末，煎汤，入食盐一撮漱之，次用生玄胡索为末，敷患处。又方，麦冬三钱，煎汤漱口立效。又方，用黄豆渣敷之，或用生黄豆嚼融，亦可。

牙痛

先以大黄一斤，白芷十两共为末，水丸之，每服三五钱，五更时用连须葱大者十余根，陈酒一盅，煮葱烂，取酒送药，覆被取汗，汗过二三时，行一二次立效，别以治鼻疗蟾酥丸咽之。蟾酥丸；蟾酥（酒化）二钱，轻粉五分，枯白矾、寒水石（煅）、胆矾、青铜、乳香、没药、麝香各一钱，雄黄二钱，朱砂三钱，蜗牛二十一枚。上先将各药捣末，于端午日时，在净室中，先将蜗牛研烂，同蟾酥和匀调粘，方入各药共捣匀，丸如绿豆大。

牙疗

牙缝中肿起一粒，痛连腮项，或兼麻痒，或破流血水，异于常症，是为牙疗。用竹签挑破，以见鲜血为度，搽以朱砂、硇砂、白矾煅、食盐煅，等分研匀之细末，更用蟾酥丸含之或服之，自愈。

攒齿疳

攒齿疳，为牙根肉内，攒出骨尖如刺而作痛也，小儿多有之。用披针刺开好肉，取出本牙，如出血不止，以湿绵纸换贴二次，自止。内服芦荟（生）、胡黄连、石膏（煅）、羚羊角（镑）、栀子、牛蒡子、银柴胡、桔梗、大黄（生）、元参各五分，薄荷叶四分，甘草三分，上水二盅，淡竹叶一钱，煎六分，食远服。外用：冰片五分，硼砂、元明粉各五钱，朱砂六分，共研极细末，用少许搽于患处，戒厚味，其牙复生如旧。

牙缝出脓

明雄黄二钱为末，用脂麻油四两调匀，含漱片时吐出再漱，数次即愈。

齿间出血

竹叶浓煮，着盐含之，冷则吐之。或以童子小便温含之，冷吐，血即止。

走马牙疳

先以盐汤漱口，次以人参、茯苓各三钱，为末，同米二碗，煮成稀粥，食之以养胃气，更以牛黄、黄连、大黄（酒蒸）、木香、青黛各等分为末，用淡竹叶、薄荷煎汤调服，以消府热。外用手术法，去腐肉，内见红肉，流血鲜为吉，如顽肉不脱，腐黑复生，牙落无血，臭秽不止，身热不退者，俱为不治之症。外搽药用：牛黄五分，珍珠、人中黄、琥珀、胡黄连、乳香、没药各一钱，儿茶二钱，硼砂五分，冰片三分，共为末掺用。又方，红枣一枚去核，入红砒一粒（如黄豆大），扎好放瓦上，炭火灸至枣枯烟尽为度，取出用碗盖住，候冷，加顶上梅花冰片一分，研末，将患处洗净，吹入，效速如神。

青腿牙疳

本症因两腿上有青色斑纹如云，其毒上攻，逐至牙根腐烂，甚或洞颊。治法：宜急用磁锋划破腿上肿处，使毒血涌出，外贴以牛肉片，日易数次，取差为止。又方，一人患此症八年不愈，后遇一乞食道人，用艾火在耳门边内尖上切蒜片隔住，连烧五下，立时痊愈，神妙非常，左痛烧右，右痛烧左，或两耳全烧，无不奇效，或不用蒜，以灯火烧之亦可。

龋齿秘方

五月五日虾蟆、石黛（思邈按：石黛疑是黑石脂）、甘皮（思邈按：甘皮即柑皮）、细辛、白鸡屎、麝香、干姜、雄黄，上八味各等分，以薄绵裹少许，内虫齿孔中，日三易之，差。或用白附子、知母各一分，细辛五分，芎劳三分，高良姜二分，上五味末之，以绵裹少许，着龋上，勿咽下，日二三次，亦效。

齲齿出脓

齲齿根肿出脓，用白矾（烧）、熊胆各一分，雄黄、麝香各半分。上为散，每用半钱，敷牙根。

蠶齿

蠶齿者，是虫蚀齿至断，脓烂汁臭，如蚀之状，故谓之蠶齿。治法：于五月五日干虾蟆烧灰，石黛、甘皮各等分，捣末，以敷齿上，取差。或以细辛、当归、甘草炙、蛇床子各一两，青葙子三两，上五味捣，以绵裹如豆大，着齿上，日三，勿咽汁，差止，亦奇效。又方，干地黄、羌活等分为末，每服二钱，水一碗，酒少许，煎十余沸，去渣，温漱令吐。

牙齿风齲

郁李根皮四两，细辛一两，盐一合。上以水四升，煮服二升半，去滓，内盐含之，取差。

风齿秘方

蜀椒二十粒，枳根皮、莽草、细辛、菖蒲、牛膝各二两。上六味，以水四升，煮取二升，去滓细细含之，以差为度，未差更作，取差。又方，单煮独活一味，含之，良佳。

风齿口臭

芎䓖、当归各三两，独活、细辛、白芷各四两。上以水五升，煮服二升，去滓含，日三五度，取差。

风冲牙齿动摇

芎䓖、薏苡根各三两，防风二两，细辛一两。上以水六升，煮取三升，去滓含漱，日三五度。

齿根欲脱

取生地黄捣，以绵裹贴齿龈，常食之甚妙。

牙齿脱落

青黛二两，雄黄、朱砂、莨菪子（熬）、青矾石、黄矾石、白矾石（并烧令汁尽）、附子、苦参、甘草、藜芦、细辛、麝香各一两。上捣筛为散，以薄绵裹如枣核大，着患处，日三，差止。

齿龈腐烂

生地黄一斤，食盐二合，二物捣和成团，用湿面包煨令烟尽，去面入麝香一分，研匀，日夜贴之，不久自愈。

齿龈黑臭

苦参煎汤，漱口，只用数日，必有奇效。

齿血不止

刮生竹皮，以苦酒渍之，令其人解衣坐，使人含噀其背，三遍，仍取竹茹浓汁含之漱咽，终日为之。或用矾石一两，烧末以水二升，煮之，先拭血，乃含之。

除去牙痛

凤仙花种子研成末，入信石少许，点于痛牙根上，取除极易。

牙疏陷物

蚯蚓泥水和成团，煅赤研末，腊月猪脂调敷，日三次。

牙齿稀疏

炉甘石（煅研）、石膏等分，日日擦之，不可刷动，久则自密。

固齿秘方

青盐二两，白盐四两，以蜀椒四两煎汁，拌盐炒干，日用擦牙，永无齿疾。

牙齿作酸

因食酸味过多，以致牙齿作酸，食胡桃肉即愈。

牙齿胬肉

牙齿胬肉渐长，此名齿壅症。用生地黄汁一杯，皂角数片，将皂角烧热，淬地黄汁内，再烧再淬，以汁尽为度，晒干研末，敷之即缩。或用朴消末敷之亦消。

软牙疳

此症小儿多生，用生蚬三四个，撬开取肉，先将壳烧枯，和蚬肉捣烂敷之，甚效。

齿痛方

芎䓖、细辛、防风、矾石（烧令汁尽）、附子（炮）、藜芦、莽草共七味各等分为末，以绵裹弹丸大酒渍，熨所患处含之，勿咽汁。又将木鳖子去壳，研细入毕拨同研匀，随左右鼻内噙之，每用一豆许，奇效。又方，附子一分，胡椒、毕拨各二分，上捣末，着疼齿上，又以散用蜡和为丸，置疼齿孔上，差止。又方，巴豆（去心皮熬研如膏）十枚，大枣（取肉）二十枚，细辛一两，上三味，先将细辛研末，和前二味为丸，以绵裹着所痛处咬之，如有涎唾当唾却，勿咽入喉中，日三差，陈皮八分，菊花、蒺藜、决明、木贼各五分，黄柏一钱，大枣一枚，水煎，作一剂服。

虫牙作痛

痛在一处，齿缝有脓，或无脓皆是。明雄末二两，真小磨麻油四两，调匀含口漱，片时吐出，再漱数次即愈，有人虫牙痛不可忍，饮食不进，百治不验，用此断根，屡试神验，此治虫牙第一方也。又方，雄黄末和枣肉为丸塞牙缝，日换数次极效。又方，五倍子煎浓汁，含漱数次，其虫立死，其患永除。

牙根腐烂

名走马疳，凡大人热病之后，及小儿痘症之后，火毒流于胃经，致有此患，势甚危，急甚则落牙穿腮透鼻，一二日即能致命，有走马之名，言其骤也。此症有五不治，不食烂舌根不治，黑腐如筋者不治，白色肉腐者为胃烂不治，牙落穿腮鼻臭不甚闻者不治，山根上发红点者不治。如是凶险，命在须臾，急用，生大黄三钱，丁香十粒，绿豆二钱，共研末，热醋调敷两足心，再为神效，仍照后金鞭散治之，庶几十可救五。金鞭散：绿矾石五两煅赤透，人中白三两，煅明雄二两，真麝香一钱，顶上梅花冰片一钱，先将银针挑刮去腐肉紫血，然后将药研末敷之，吐出毒血恶涎，方能愈也。又方，赤霜散，专治走马牙疳：红枣一枚，去核入红砒，一粒如黄豆大，扎好放瓦上，炭火炙至枣枯烟尽为度，取出用碗盖住，候冷，加顶上梅花冰片一分，研末，将患处洗净，吹入效速如神，久烂之孔，生肌亦速，此方较前方简便而极效验。又方，生南星一个，当心剜空，入雄黄一块，面裹烧，候雄黄烧融取出，用碗盖住，候冷，去面为末，入麝香少许，拂疮数日甚效。

牙痛腿痛

名青腿牙疳，此症两腿形如云片，或红或青，大小不一，痛而肿硬，步履艰难，其毒上攻，以致牙根腐烂，甚至穿腮破唇，难说话高声亦痛。照前走马疳各方治之。腿上肿处，用清水膏，或用磁锋刺破出血，以牛肉片贴之，日换数次甚验。或服六味地黄汤，十余剂亦可，内去山萸肉为要。

牙根肿痛

红肿痛甚者，名牙痈刺，出毒血。用珍珠散吹之，不吹亦可，内服龙胆泻肝汤，风内外备用诸方，即愈。倘牙骨及腮内疼痛，不肿不红，痛连脸骨者，名骨槽风，治法见后。

齿长数寸

此名髓溢症，用真白术为末，人乳拌蒸，服之即愈，此系孙真人千金方也。

软牙痛

此症小儿多生，用生蚬三四个，撬开取肉，先将壳烧枯，和蚬肉捣烂敷之，甚效。

牙齿作酸

因食酸味过多者，胡桃肉，又名核桃，食之即愈。

取痛牙法

牙不宜取，取则满口牙松，实在痛极，碍于饮食，方可取之，否则不取为妙。用大鲫鱼一条，约重十两，用白信石一钱，入腹内缝口，挂有风无日猫鼠不到之处，阴干，七日后，鳞起白霜，取霜收贮，约一鳞之霜，可取一牙，临用将白霜放膏药上，不论何项膏药，指定痛处，贴上令（本人）咳嗽一声，其牙自落。又方，用大蒜一个，捣烂入白龙骨末一二分，拌匀贴痛处，半时即下。

牙关紧闭

盐梅擦牙上，涎出即开，此法最妙。或用磁调羹撬之亦开，切不可用铜铁撬动，如不能开，用物打断一牙，亦可灌药。

第十一编　耳鼻唇舌门

耳病方

两耳聋闭方

听声不聪者，名曰聋闭。两耳聋闭，乃气虚也，用梧桐子捣烂冲服，一月自愈。又方，巴豆一粒，斑猫三个，麝香少许，共研末，和葱捣烂为丸，用洁净棉花裹入耳内，觉响声如雷，勿得惊骇，轻则三日，重则七日，将丸取出，耳渐复聪，此丸切忌入口，慎之，慎之。又方，取龟尿滴入耳内，亦属有效（以镜照龟，则尿自出）。又方，活鲤鱼一尾，将脑髓取出，饭上蒸出油，滴入耳内，自然窍开。

肾虚耳聋方

肾虚耳聋，用乌雄鸡一只，洗净，以无灰酒四斤煮熟，乘热食三五只，极效。又方，真磁石一块，如豆大，穿山甲烧研二分，用棉包裹塞耳，口含生铁一块，觉耳内有风雨之声，须臾自通。

病后耳聋方

病后耳聋，用石菖蒲汁滴入耳内，自愈。

耳暴聋方

耳暴聋，用活蚯蚓二条，和生葱二枝，置于小磁瓶内，蚯蚓能化为水，滴于耳内，见效如神。又方，白菊花、木通、石菖蒲三味捣烂，冲酒服。又方，香附子瓦炒研末，罗卜子煎汤，早夜各服二钱，忌用铁器。又方，竹筒盛生鲤鱼脑，于饭上蒸之令烊，注入耳中。

老人耳聋方

老人耳聋，用猪肾一对，去膜切片，以粳米二合，葱白二根，薤白七枚，人参二分，防风一分，为末，同煮粥食。

青年耳聋方

青年耳聋，此亦肾气不足也，第一日清晨服胡桃一枚，每日递加，至第七日七枚为度，至是逐日减一枚，至第七日减一枚为度，先后十四日，依方循行，必能见效。

耳闭不通方

耳闭不通，用大田螺一个，拨开其盖，入麝香五分，自化成水，滴入耳内。又方：甘草、甘遂塞两耳，稍久则气自通。或用前龟尿法治之。

耳内流脓方

耳内流脓，鸡冠血滴之，石榴花片，瓦上焙枯，研末，加冰片少许，吹入，三四次愈。

耳内出血方

耳内出血，用龙骨末吹，立止。又方，耳内脓血不干，用木鳖子以清茶磨汁，蘸葱头上，塞耳内，日换三次，亦效。

耳孔出水方

耳孔出水，以蜘蛛三个，煅炼成性，再置泥土上，消其火热，加白矾五分，冰片少许，研细吹入。又方，枯矾研末，加麝香少许，吹入耳内，或用绵裹塞入，即效。

耳内湿烂方

耳内湿烂，用白鲞或江鱼脑骨（即石首鱼之首石），烧灰存性，入冰片少许，吹入即愈。又方，海螵蛸炙末，加麝香少许，研细吹入。又方，明矾、龙骨各一钱，煅研末，吹入即愈。

耳边肿烂方

耳边肿烂用皂荚炙灰，香油调和，敷之即愈。

耳后锐毒方

耳后锐毒，乃风痰上壅也。用天南星火煅存性，醋调服三次，即愈。

耳痛方

耳忽作痛，将经霜青箬，露在外，将朽者烧存性，为末，敷入耳中，其痛即止。又方，菖蒲、附子各一钱，为末，和乌麻油炼，滴之立止。又方，用北细辛研末，以醋为丸，塞耳，有奇效。又方，盐五斤蒸熟，以耳枕之，次复更换，痛能渐止。

耳肿痛方

耳卒瞳痛，牛蒡根切细，绞汁二升，砂锅内熬膏涂之，自愈。又方，耳内脓血肿痛用韭菜汁灌入耳内，见效甚速。

耳鸣方

无声自闻者，名曰耳鸣。用白毛乌骨雄鸡一只，甜酒四斤，煮食三五只，甚效。又方，生地黄截塞耳中，日易数次，或煨熟尤妙。又方，耳内作风水鼓鸣，用川乌头、菖蒲等分，烧灰，绵裹塞耳内。

耳痒方

耳痒，用生乌头一个，乘湿削如枣核大，塞入耳内，日换数次，过三五日便愈，兼治耳鸣。

耳定方

耳定，形如棉花子大，极痛，身发寒热。用人指甲，瓦上焙枯，存性研末，加冰片少许，吹入极效。

底耳方

耳内湿痒者，名曰底耳。用桑螵蛸一个，烧存性，麝香二分半同研，每用以分许掺入，有脓先卷净，神效。又方，黄箬烧过，绵裹塞之，或以笔管吹之。

聤耳方

耳内生小瘰，或湿或干者，名曰聤耳。用桃仁熟杵，以旧红绢裹塞之，日易三次，以差为度。又方，干结不出者，用白颈蚯蚓入葱管内化为水，滴耳令满，数次即易挑出。又方，流出脓水不绝，用轻粉一钱，麝香一分为末，掺之自愈。又方，聤耳有虫，用鲤鱼脑和桂末捣匀，绵裹塞之。又方，耳中有核如枣核大，痛不可忍者，以酒滴之，仰之半时，即可箝出。

鼻病方

鼻疽秘方

生于鼻柱，坚硬色紫，时觉木痛，病因由于肺经郁火凝结而成。治法：初起用漏芦、枳壳（麸炒）、朴硝、甘草（生）、麻黄、黄芩、白蔹、连翘（去心）、升麻各一两，大黄一两五钱，上共为末，每用二钱，水一盏，姜三片，薄荷一钱，麝香五分，温服，以取便利为度，服此宣解郁毒。次用穿山甲（炒）三大片，皂刺五分，归尾一钱五分，甘草节一钱，金银花二钱，赤芍药五分（炒），乳香、没药各五分，花粉一钱，防风七分，贝母、白芷、栀子、木通、薄荷、桔梗各一钱，陈皮一钱五分，上用好酒煎服，恣饮尽醉以消之。若肿痛不减，势欲作脓，则宜服：人参、白术（土炒）、穿山甲（炒研）、白芷各一钱，升麻、甘草节各五分，当归二钱，皂角刺一钱五分，生黄芪三钱，青皮（炒）五分，上水三盏，煎一盏，先饮煮酒一盏，后热服此药。

鼻渊秘方

鼻渊即脑漏。用马兜铃五钱，麻黄三钱，五味子、甘草各一钱，上以水二碗，煎取一碗，加黑砂糖少许，卧时温服，即愈。又方，用孩儿茶研末吹。

鼻疔秘方

此症生于鼻孔内，鼻孔肿寒，胀痛引脑门，甚则唇腮俱作浮肿，由于肺经火毒，凝结而成。治疗方法：宜服蟾酥丸（方见耳疔方）汗之，再用蟾酥丸研细末吹入鼻内。若肿硬外发出，离宫锭涂之。离宫锭：血竭三钱，朱砂二钱，胆矾三钱，真墨一两，蟾酥三钱，麝香一钱，上六味为末，凉水调成锭，凉水磨脓涂之。

鼻痔秘方

本症生于鼻内，形如石榴子，渐大下垂，色紫微硬，撑塞鼻孔，碍人气息难通，病因因于肺经风湿热郁凝滞而成。治疗方法：宜用辛夷六分，黄芩、栀子、麦冬、百合、知母、石膏各一钱，升麻三分，甘草五分，枇杷叶三片，上以水二碗，煎取一碗，食后服。外用：硇砂一钱，轻粉、雄黄各三分，龙脑五分，上为细末，用草梗咬毛，蘸点痔上，日五七次，渐化为水。又方，甜瓜蒂四钱，甘遂一钱，枯矾、螺壳灰、草乌灰各五分，上为细末，麻油调作丸，如鼻孔大，每日以药塞入一次，其痔化为水，肉皆烂下，即愈。又方，顶上梅花冰片点痔上，虽痔肉垂下亦入。或用生藕节连须，瓦上焙枯，研匀和顶上冰片调敷之尤妙。又方，轻粉二钱，杏仁（去油）七粒，白矾五钱，共为末，吹入鼻中，即化为水。

鼻疮秘方

本症生于鼻窍内，初觉干燥疼痛，状如粟粒，甚则鼻外色红微肿，似火炙，病因由于肺经热壅，上致鼻窍，聚而不散，致成此疮。治疗宜用：黄芩（酒炒）二钱，甘草（生）五分，麦冬（去心）一钱，桑白皮一钱（生），栀子一钱五分（连皮酒炒），连翘（去心）、桔梗、赤芍、薄荷、荆芥穗各一钱，上用水二盅，加生姜三片，煎八分，食后服。外用：软石膏（煅）一两，黄药二分，辰砂五分，龙脑二分，共研成细末，和匀，送入鼻孔内，日三五次，立效。又方，黄连三钱，黄柏三钱，姜黄三钱，当归尾五钱，生地一两，上用香油十二两，将各药燥枯，去渣，用夏布沥清，再加黄蜡四两溶化，离火搅匀，候冷，鼻内干燥如火者，用此搽之立效。又方，苡米、东瓜煎汤，当茶饮，神效无比。又方，密陀僧、白芷各二钱，共研末，蜡烛油调涂甚效。

鼻䘌疮方

本证多生小儿鼻下两旁，色紫斑烂，脓汁没泾，痒而不痛，由于风热客于肺经所致。治以：郁金、山栀（生）、甘草（生）各一钱，泽泻一钱，上共研末，甘草汤煎服调下，每服一钱。外用：蛤粉（煅）一两，石膏（煅）一两，青黛三钱，生黄蘗、轻粉各五钱，上共研细末，先用香油调成块，次用凉水调稀，薄涂疮处。

鼻聋秘方

鼻聋者，谓不闻香臭也。治用：细辛、白芷、羌活、防风各五分，茯苓、桔梗、橘皮、当归、芎劳各一钱，薄荷三钱，生姜二片，上水煎服，立效。又方，通草、细辛、附子等分，共为末，蜜调，绵裹纳鼻中，即通。又方，用生葱分作三段，早用葱白，午用中段，晚用末段，捣塞鼻中，气透自效。

鼻赤秘方

鼻端红肿起疱，名酒渣鼻，由于饮酒不节，致风上攻，血热不散。治疗方法：可用麻黄、麻黄根各二两，以头生酒五壶，重汤煮三炷香，露一夜，早晚各饮三四杯，至三五日，出脓，成疮，十余日脓尽，则红色退，先黄后白而愈。又方，白果嚼融，和甜酒糟，夜敷日洗甚效。又方，雄黄、硫黄各五钱，水粉二钱，用头生乳汁调搽，三五次即愈。

肺风粉刺

鼻起碎疙瘩，形如黍屑，色赤肿痛，破出白粉汁，日久皆成白屑形如黍米白屑。宜用：人参三分，枇杷叶（去毛蜜炙）、黄蘗各一钱，桑白皮二钱，生甘草三分，上水一盅半，煎七分，食远服。外用：硫黄、大黄各等分，研细末，共和一处，研匀，以凉水调敷。

鼻衄秘方

生地黄八两，黄芩一两，甘草、阿胶各二两，柏叶一握，上药以水七升，煮取三升，去滓内胶，煎服二升半，分三服。外用：石膏（煅）一两，龙脑、黄连各二分，辰砂五分，上共研成细末，和匀，送入鼻孔内，日三五次，立效。又方，栀子（炒煅）、百草霜、龙骨（火煅）、京墨、牡蛎（火煅）、血余（煅存性），上共研细末，用茅花水蘸湿，蘸药入鼻孔即止。又方，大蒜头一个，捣烂，左鼻衄将蒜涂左足心，右鼻衄涂右足心，立止。一方，左涂右，右涂左。又方，麦冬、生地各五钱，水煎服立止。

鼻中息肉

鼻中生块肉，名息肉。治以：通草、细辛、蕤仁、皂荚（去皮子）、雄黄各一分，白矾（烧）二分，矾石（泥裹烧半日研）三分，藜芦（炙）、地胆（熬）、瓜蒂各三分，巴豆十粒（去皮），蔄茹、地榆各三分，上十三味捣筛，以细辛、白芷煎汤，和散敷息肉上，又以胶清和涂之，取差。又方，生藕节连须瓦上焙枯，研末吹之，其肉渐渐自落，屡试如神，并治鼻中生疮。又方，枯矾、生猪油，和绵裹塞鼻中，数日肉随药出。

鼻齆秘方

甘遂、细辛、通草、附子（炮）各一分。上四味捣成末，以白雄犬胆丸少许，内鼻中差。

肺寒鼻齆

枣肉二升（取膏），杏仁（去皮尖研）、酥姜汁、蜜、饧糖各一升，上五味依常微火煎，每服一匙，差止。

鼻窒塞不通

白芷、当归、芎䓖、细辛、辛夷、通草、桂心、薰草各三分。上八味，以苦酒浸一宿，用猪膏一升煎之，以白芷色黄为度，膏成去滓，取少许点鼻中，或绵裹纳鼻中，差止。

鼻塞多清涕

细辛、蜀椒、干姜、芎䓖、吴茱萸、皂荚（去皮尖）、附子各三两，猪膏一升三合。先将各药渍苦酒中一宿，次以猪脂煎之，候附子色黄为止，膏成去滓，俟凝，以绵裹少许，导鼻中，并摩顶。

鼻痛秘方

以油涂鼻内外，或以酥润之，亦得。

鼻血不止

用灯火（以灯心一条点清油烧之）在少商穴烧之立止，其穴在两手大指内外甲缝之中，不上不下即是，左流烧左，右流烧右，双流双烧，其效如神，止后，以艾叶、柏子（化去净油）、山萸肉、丹皮各一钱半，大生地三钱，白莲肉（去心）、真山药各二钱，泽泻一钱，生荷叶一张（干者不效），上药水煎服，无论虚实，至重不过二三服，永不再发。又方，用线扎紧手中指第二骨节弯屈之处，即止，左流扎右，右流扎左，双流双扎，极效。

鼻孔烂穿

鹿角（剁碎焙）、枯矾各一两，头发五钱，灯心烧灰，上共研为末，先用花椒水洗净敷药。又方，杏仁（去皮心），研细末用纸压去油，以成白粉为度，每杏仁二方，对真轻粉一钱，和匀吹入。

鼻忽缩入

明雄、净朱砂各三钱，用苍术煎水调服，将煎过苍术捣烂敷鼻上，过夜即愈。

鼻落秘方

人发入瓦罐，以盐泥封固，煅过为末，急以所伤鼻，蘸药安于旧处，再用老姜嚼融，四团厚敷，用绸捆定自安。

鼻内生虫

鸡蛋一只（炒），猪肝四钱（炒），豆豉七粒，捣融，新瓦焙干，鸡蛋白和匀作饼，放鼻孔边引虫出尽，即愈。又方，韭菜子烧烟，向鼻薰之，引虫出尽，自愈。

鼻大如拳

鼻大如拳，疼痛欲死，可用甘草（生）、黄芩、麦冬、花粉各三钱，桔梗、天冬各五钱，紫菀二钱，百部、紫苏各一钱，上药，水煎服，四剂即消。

胀痛不出

诸物入鼻，胀痛不出，以牛油丸如枣核大，纳鼻中，油溶则物润而随出矣。

豆粒塞鼻

小儿无知，误将豆粒塞入鼻孔，又用手指自挖，进入关内，豆因鼻涕放大肿胀，痛甚，百方不能取出，可以一人将两手掩紧小儿两耳窍，命小儿紧闭眼目，另一人用手掩住无物鼻窍，以口对小儿之口，用力一吹，豆即落下。

鼻中生毛

鼻中生毛，昼夜长至一二尺，渐粗如绳，痛不可忍，用硇砂、乳香等分为末，糊丸服十颗，其毛自落。

鼻垂红线

鼻垂红线尺许，痛甚欲死。用真硼砂，顶上牙色梅花冰片各一分。上为末，以人乳调之，轻轻点在红线中间，顷刻即消。

鼻流清涕

用生花生四五片，入锅内，令本人亲手炒之数次即愈。

鼻流臭水

鼻中流臭黄水，甚者脑方时常作痛，名控脑砂，有虫在脑中也。用丝瓜藤近根处三五尺，烧存性为末，酒调服即愈。

鼻梁室痹

此肺热也。用知母、川贝母、水梨肉各二两。水熬膏服。

唇部方

唇中肿大

生蒲黄二钱，川连、顶上梅花冰片各一钱。共为细末，麻油调敷。

唇中生红白颗粒

此即疔疮，有头痛寒热痛痒等症，亦有麻木不知痛痒者，须查疔疮门，赶紧治之。

唇疮内生齿

此七情忧郁火动而生，此怪症也。用柴胡、白芍、当归、生地各三钱，川连、川芎、黄芩各三钱，天花粉二钱，白果十个，水煎服。外用：顶上梅花冰片一分，僵蚕末一钱，黄柏二钱炒，共为末搽之即愈。

口唇肿黑痛痒

大铜钱四个，于石上磨猪油，时时擦之，照疔疮治法亦可。

嘴唇如黄蜡

旋覆花放瓦上火煅存性，研末，用真麻油调搽，即愈。又方，葵花根照前焙研，麻油调搽，虽经年不愈，亦效。

口角生疮

燕子窝连泥带粪，研末麻油调。又方，砂仁壳放瓦上焙，研敷即愈。

唇肿痒烂流水

铜青五钱，宫粉三钱，明矾一钱五分，冰片一分，黄连二两。共熬膏敷，临用加麝香一厘，冰片五厘。

口角干燥红肿

松毛煮豆腐，约半日久，取豆腐贴之，日换数次，虽多年不愈，亦能断根，真奇方也。

口唇紧小

照后唇菌治之必效，此名茧唇，又名翻唇，初起口紧，不能饮食，若不急治，难救。用新白布作卷如酒杯，火烧燃，放刀口上，俟刀口汁出，取汁搽之，日搽十余次，并以青布烧灰，冲酒服，极效。又方，五倍子、密陀僧各二钱，甘草二分，共为末，另用黄柏二钱，将各药水调服，黄柏在火上烘干，再敷再烘，药尽为度，然后将黄柏冷透作薄片贴上，连换数次，过夜即愈。又方，五倍子、诃子肉等分为末，香油调敷甚效。

缺唇

先用麻药敷上，然后用刀割开两边薄皮，用丝线缝好，以生蟹黄敷之，静坐七日，勿言勿笑，自能收口。或用龙骨、白蜡等分为丸，搽上，用花针穿丝线缝好，外用竹片夹住，坐静室七日，勿言勿笑，自愈。

唇破生疮

瓦松、生姜汁捣融，入盐少许，敷之。

多年唇疮

兰靛（音殿）叶取汁洗之，数日即愈。

冬月唇干血出

桃仁捣烂，猪油调敷。

嘴唇形如猪嘴

此名唇菌症，乃心脾热毒所致，对时必死，无药可救。急烧两手少商穴，一面用活地龙十条捣烂，又名曲蟮，又名蚯蚓，吴萸二钱研末，加灰面少许，热醋调敷，两脚心用布捆住，半日一换，以愈为止。又用活癞虾蟆一个，又名老蟾，又名癞团，破出血，即可救也。

口 部

口生肉毬

有根如线，吐出乃能饮食，捻之其痛入心，此名血余症。用真麝香一钱，研末，作两次服，自愈。或用人发烧灰服亦可。

口内上腭生痛

此亦名悬痈，生口上，腭形如紫葡萄，舌难伸缩，口难开合，鼻内出血，时寒热。急用食盐烧红、枯矾各等分，研细末，以筷头蘸点，日三五次自消。

上腭痒生虫

有人上腭痒极，凡遇饮食更甚，后有一虫坠下，急忙扯出而愈。

口舌生疮

吴茱萸去梗研末，好醋调服两足心过夜便愈，性能引热，下行故也。又方，天冬、麦冬（并去心）、元参等分为末，炼蜜丸如弹子大，每咽一丸，虽连年不愈，亦可断根。又方，五倍子末撒之，吐出涎水，便可饮食，极效。又方，川连、北细辛各二分，生研极细末，以小管吹入疮上。

口臭难闻

每夜临睡时，含荔枝肉一二枚，次早吐去，半月见效。又方，每早上洗面时，用白牵牛粉擦牙漱口，日久自无此病。又方，益智仁一两，甘草二钱，共为末，每用一二钱干吞下。心气不足口臭者，最宜用蜜陀僧一钱，醋调漱口亦可。又方，茴香煮羹或生食之极效。或用盐梅，时时含之。

夜卧口渴喉干

元参二三片，含口中，即生津液，大有功效。

流涎浸湿红赤

此脾冷也，用白术、青皮、炮姜各五分，法夏、木香、丁香各一钱，共研细末，米汤为丸如粟米，小儿一岁者，服十丸，大人每服三四钱，服完自愈，如不效，则系脾热，须照后方服之。又方，治脾热，口角流涎，焦术、滑石各五分，扁豆、茯苓、石斛各三钱，黄连二分，葛根一分五厘，甘草一分，共为末，灯心汤调下，小儿每服一钱，大人每服三四钱。

舌部

舌胀满口

此症由心经火盛，以致卒然舌大肿硬，咽喉闭塞，即时气绝，名曰婴舌，至危之症。急用皂矾，不拘多少，放新瓦上火煅红色，摊冷研细，以磁调羹撬开牙关，或用盐梅擦之，或用半夏擦之，自开将药搽舌上，立效。再用锅底烟三钱，以烧草者为佳，烧煤炭者忌用，冲酒送服。若舌肿而喉内有痰者，即是喉风，须查咽喉各方治之。又方，醋调锅底烟子，敷舌上下最效，多敷更妙。又方，雄鸡冠血擦舌上，咽下即愈。又方，蒲黄研末掺之。如因寒而得者，须斟酌调治为要。又方，蓖麻子四十粒，纸上取油，将油纸烧烟，薰舌即消，若舌上出血薰鼻中自止。又方，诸药不效者，以针刺舌下，两旁血出即消，切勿刺中央，刺则血出不止难救，若已误刺，醋调百草霜涂之。

舌肿或长

此亦心火热极所致，用雄鸡冠血一盏，以舌浸之即缩，或照上舌肿各方治之。又方，真川连三四钱，煎浓汁，以舌浸之，亦效。又方，井水一桶，令人提起，一个人引病人前来，不可说明，将近身，即劈而泼去，其舌自收，此方暑天始宜，收后仍以川连二三钱，煎水服之。

病后舌出不收

顶上梅花冰片研细掺舌上，应手而缩，须用五钱方效。

舌出口角摇动

此名翠舌风，用翠鸟舌，舌须取出，阴干备用，在两颊上点戮几下，即愈。

舌忽缩入

银针刺破舌尖，出尽恶血，以蜡烛油搽之即愈。

舌上出血

舌忽出血，如涌泉，或紫或黑，由心火上炎，以致血热妄行，用六味地黄丸，加槐花三钱，煎服立愈。

舌头溃烂

凡舌烂痛，饮食极难进，宜用吴茱萸三四钱研末，好热醋调敷两脚心，用布捆好，对时一换，其效如神，或兼用人中散治之，更炒。

舌上生菌

此恶症也，初起如豆，渐大如菌，疼痛红烂，无皮，朝轻暮重，由心脾热毒所致。用硇砂、人中白各五分，瓦上青苔、瓦松、溏鸡粪各一钱，用倾银罐子二个，将药装入封固，外用盐泥封好，以炭火煅红，待三炷香为度，候冷开罐取出，入顶上梅花冰片、麝香各一分，共研细末，临用时先以磁针刺破血菌，用药少许点之，再以蒲黄末盖之，内服二陈汤加黄连、黄芩、薄荷，煎服即愈。

舌硬生衣

　　犀牛黄、朱砂各一分，玄精石二两。共研细末，将舌尖刺出紫血，用此药搽之，即愈。

第十二编　皮肤门

发部各症

头发脱落

乌喙、莽草、石南星、续断、皂荚去皮熬子、泽兰、白术各二两，辛夷仁一两，柏叶半升，猪脂三升。上十味，以苦酒渍一宿，以脂煎于东向灶釜中，以苇薪煎之，先致三堆土，每三沸即下致一堆土，候沸定，却上，至三沸，又置土堆上，三毕成膏讫，去滓，置铜器中数北向屋溜，从西端至第七溜下埋之三十日药成，小儿当刮头日，三四宿，去滓，炊米二斗，酿如常法，酒熟，食后饮三五合，渐增之，以知为度。又方，栀子三个，核桃三个，侧柏叶一两，共捣泥，泡雪水梳头，发永不落，而且光润。

白发使黑

胡粉、白灰各一分。上二味，以鸡子白和，先以浆洗令净，后涂之，取急以帛油，裹之一宿，以澡豆洗却，则其发软不绝。或择取细粒乌豆四升，煮取四升，去豆以好灰汁洗净发，俟干后，即用豆汁熟涂之，裹以油帛，经宿始开，既干再涂以熊脂，仍裹以帛油，则色黑如漆，一涂三年不变。

少年白发

拔去白发，以白蜜涂毛孔中，即生黑发，如不见效，取梧桐子捣汁，涂上必黑。如白多难拔，用干柿饼（茅香煮熟）、枸杞子酒泡焙干各三两，研末为丸，梧子大，每服五十丸，茅香煎汤送下。

发短而少

桑叶、麻叶用米泔水煎汁洗之，洗至七次，可长数寸。

发黄而赤

生柏叶（研末）一斤，猪油和为丸，如弹子大，每日用一丸，入米泔水中融化之，以之洗发，一月后色黑而湿润。

发枯不润

桑根白皮、柏叶各一斤，宣木瓜半斤，泡油搽头即润。男子煎水洗数次，亦黑润。

发落重生

黑芝麻梗，柳树枝各等分，熬水洗头发，易生而且润。妇人以此二味泡油搽头更妙，小儿发稀洗之亦生。

头皮发痒

头皮生白屑，痒极难忍，用藜芦末煎汤洗头，半干时，再用藜芦末掺上，令入皮内用布扎紧，数日即愈。又方，王不留行、白芷各三钱，研末干掺，一夜梳去。又方，桑枝烧灰淋水洗，甚效。

乌须黑发

真川椒（去子炒出汗）、茅山苍术各四两（酒浸焙干），茴香（盐水炒）、白茯苓（去皮炒）各二两，川乌、甘草（炙）各一两，熟地（酒浸）、真山药各三两。上药共为细末，炼蜜为丸，如梧桐子大，每服三十丸至四五十丸，空心温酒下，服后以干食物压之。此方益寿延年，添精补髓，乌须发，固齿牙，强筋骨，壮气血，服之一月，其效即见，惟服药者不可因此多行房事，以致耗精损神。忌食黑羊肉、鹑鸽、桃李。

发落不生

蜀椒三两半，莽草二两，干姜、半夏、桂心、菌茹、附子、细辛各一两。上八味捣筛极细，以生猪脂剥去筋膜，灌取二十两，和前药合捣令消尽，药成，先以白米泔沐发令极净，每夜摩之，经四五日其毛孔即渐生软细白皮毛，十五日后渐变作黑发，月余后生发五寸，即可停止。

令发不生

拔毛发后，以蟹脂涂之，永不复生。或取蚌壳烧灰研粉，和以鳖脂，拔却后即涂之亦效。

发臭秘方

佩兰叶煎水洗之，可除发臭。或煮鸡苏为汁，或灰淋汁沐之，均效。

除头虱方

以水银与蜡油相和，以研之，至不见水银为止，用以涂发，一宿即死尽。

发瘤秘方

多生耳后发下寸许，按之不痛，用针刺破，挤尽粉发，用生肌药敷之自愈。

眉部各症

眉上生疮

肥皂（烧存性）、枯矾（须枯透）。上药等分为末，麻油调涂，先用白矾泡水洗净。

眉烂毛脱

此系肝经受风所致。用侧柏叶去梗，九蒸九晒，磨末蜜丸如梧桐子大，每早晚服一钱，开水送下，以愈为度。外用：菟丝子研末，麻油调服，或用茅屋上旧草烧灰，麻油调搽。

眉毛不生

黑芝麻花阴干为末，以黑芝麻油泡之，日搽数次自生。又方，旋覆花、天麻、防风各一钱，共研末，麻油调敷。

眉毛摇动

眉毛摇动，昼夜不眠，唤之不应，但能饮食，可用大蒜二两捣汁兑酒饮之，自愈。

眉毛稀疏

取七月乌麻花阴干为末，生乌麻油浸，每夜涂之。

面部各症

面膏秘方

杜蘅、杜若、防风、藁本、细辛、白附子、木兰皮、当归、白术、独活、白茯苓、萎蕤、白芷、天门冬、玉屑各一两，菟丝子、防己、商陆、栀子花、橘皮、冬瓜仁、蘼芜花各三两，藿香、丁香、零棱香、甘松香、青木香各二两，麝香半两，白鹅脂半升，白羊脂、牛髓各一升，羊胆三具。上三十二味，先以水浸膏髓等五日，日满别再易，水自后每隔五日一易，水阅二十日，止以酒一升挼羊胆令消尽去脉，乃细切香于磁器中，密封一宿，晓以诸脂等合煎，三上三下，以酒水气尽为候，即以绵布绞去滓，研之千遍，待凝乃止，使白如雪，每夜涂面，昼则洗却，更涂新者，十日以后，色等桃花。

面不白净

白鲜皮、白僵蚕、白附子、穹劳、鹰屎白、白芷、青木香、甘松香、白术、白檀香、丁香子各三分，冬瓜仁五合，白梅（去核）二七枚，瓜子一两，杏仁（去皮）三十枚，鸡子白七枚，大枣（去核）三十枚，猪胰三具，面三升，麝香三分。上二十味，先以猪彦和面曝令干，然后合诸药捣筛，又以白豆屑二升为散，旦用洗面手以上，而即洁白无瑕。

面多雀斑

患者面部不净，状如雀卵者甚多，俗称雀斑。可用苦酒煮白术常以拭面，渐渐自去，或以新生鸡子一枚，穿去其黄，以朱末一两内其中，漆固，以鸡伏着，倒出，取涂面，立去而白。

面上黑痣

莽苈二分，桂心一分。上二味捣筛，以酢浆水服方寸匙，日一，止即脱，内服栀子散差。

面生肝皰

麝香三分，附子一两，当归、穹劳、细辛、杜蘅、白芷、芍药各四分。上八味切碎，以腊月猪膏一升半，煎三上三下，去滓，下香膏以敷皰上，日三，差。

面色晦暗

羊脂、狗脂各一升，白芷半升，乌喙十四枚，大枣十枚，麝香少许，桃仁十四枚，甘草一尺（炙），半夏半两（洗）。上九味合煎，以白芷色黄，去渣涂面，二十日即变，五十日如玉光润，妙。

面上瘢痕

禹余粮、半夏。上等分为末，鸡子黄调敷，先以布拭干，勿见风日，三十日，虽十年者亦灭。

面风秘方

玉屑、密陀僧、珊瑚各二两，白附子三两。上四味细研如粉，用酥和，夜涂面上，旦洗去。

面色皯黩

木兰皮、防风、白芷、青木香、牛膝、独活、藁本、芍药、白附子、杜蘅、当归、细辛、芎劳各一两，麝香二分。上

十四味锉，以腊月猪脂二升，微火煎三上三下，去滓入麝香，
以敷面上妙。

面上粉滓

光明砂（研）四分，麝香二分，牛黄半分，水银四分以
面脂和研，雄黄三分。上五味并精好药捣筛研如粉，以面脂一
升内药中，和搅令极调，一如敷面脂法，以香浆水洗敷药，避
风，经宿粉滓落如蔓荆子状，此方秘不传。

面上生疮

有壳蜗牛一二条，捣融摊纸上贴之，即愈，纸上留一小孔
出气，初起用之奇效。又方，鹿角烧研，猪胆调搽亦效。

面上似疥似癣

若不急治延及全身，不救。用鹌鹑粪、鸽子粪、胡桃壳熬
汤，以绢帕溅汤，热搽即愈。忌羊鹅鱼虾等物一月。

面上皱纹

大母猪蹄四只，洗净，煮成膏，临睡搽面上，次早洗去，
半月后即不见矣。

口唇各症

嘴角疮秘方

取新鲜杉木一条，以烈火烧其上端，端末即有白色之浆流
出，以此浆涂之，神效。又方，凡口角生疮，燕子窝连泥带

粪，研末麻油调敷。

口唇赤肿

口唇赤肿发痒，或破烂流水，用铜青五钱，宫粉三钱，明矾一钱五分，冰片一分，黄连二两。上共熬膏敷，临用加麝香一厘，冰片五厘。

口唇肿黑

口唇肿黑，痛痒不可忍，以大铜钱四枚，于石上磨猪油，时时擦之。

口唇如黄蜡

旋覆花放瓦上煅存性研末，用真麻油调搽即愈。

唇裂秘方

橄榄炒研末，以猪脂和涂之，极效。

唇破生疮

瓦松生姜汁捣融，入盐少许敷之。又方，唇边生疮，多年不愈，可用兰靛叶取汁洗之，数日即愈。

肤疮各症

疥癣秘方

黄连十四铢，藜芦十二铢，大黄一两，干姜十四铢，茴茹十铢，莽草十二铢，羊踯躅十铢。上药捣筛，以猪脂二斤，微火向东煎之，三上三下，膏成去痂，汁尽敷之，极效。合时勿令妇人鸡犬见之。

漆疮秘方

取莲叶干者一斤，水一斗，煮取五升，洗疮上，日再差。

冻疮秘方

干狗粪烧灰存性，研为细末，经霜而白佳，脂麻油调敷数次即愈，此方奇验，非他药可及。

癣疮秘方

雄黄、硫黄各一两，羊蹄根、白糖、荷叶各一两。上五味以后三种捣如泥，合前二种更捣和调以敷之，若强少以蜜解之，令濡不过三。

干癣秘方

干癣积年生痂，搔之黄水出，每逢阴雨即痒，治用斑蝥半两，微炒为末，调敷之。

湿癣秘方

刮疮令圻，火炙指摩之，以蛇床子末和猪脂敷之，差止。或用楮叶半斤，细切捣烂，涂癣上。

诸癞秘方

本症初发与前症无异，惟其皮肉之中，或如有桃李者，隐疹赤黑，手足顽痹，手足不觉痛，脚下不得踏地，身体疮痛，两肘如绳缚，是名乌癞。治用：猬皮（炙）、魁蛤、蝮蛇头（末）、木虻四枚（去翅足鳖），虻虫（去翅足鳖）、蛴螬各一枚并炙，鲮鲤甲（去头足炙），葛上亭长七枚（炙），斑蝥去翅足（炙）七枚，蜈蚣（去头足炙）、附子各三枚，蜘蛛五枚，水蛭一枚，雷丸三十枚，巴豆（去皮心熬）十五枚，水银、大黄、真丹、桂心、射罔各一两，黄连一分，石膏二两，蜀椒三分，芒硝一分，龙骨三分，甘遂（熬）、矾石（烧）、滑石各一分。上二十八味捣筛，蜜和丸，如胡豆眼二丸，日三，加之以知为度。按：此方各药，分两寡殊异，当系记录差误，用时即以意量之。

黑癞秘方

凡癞病皆起于恶风及触犯忌害得之，初觉皮肤不仁，淫淫若痒如虫行，急宜疗之。此疾乃有八九种，皆须断米谷鲑肴，专食胡麻、松术。治用：苦参五斤，锉细，以陈酒三斗，渍四五日，稍稍饮之二三合，外用律草一担，以水二石煮取一石，洗之，不过三五度，当差。

白癞秘方

凡癞病语声嘶，目视不明，四肢顽痹，肢节大热，身体手足隐疹起，往往正白在肉里，鼻有息肉，目生白珠，当瞳子视无所见，此名白癞。治用：苦参五升，露蜂房（炙）五两，猬皮（炙）一具，曲三斤，上以水三斗五合，合药渍服。

风疹秘方

以夏虫沙一升，水煎去滓，遍浴全身，其疹自退，内用白术为末，酒服一匙，日二服，仍忌风。

痱子秘方

升麻煎服，并洗患处自愈。或以绿豆粉、蛤粉各二两，滑石一两，和匀扑之亦效。

漆唆秘方

可用韭叶捣烂敷之，或速以芥菜煮汤洗之，亦效。

杂类病方

手面皲裂

蜀椒四合，水煮去津，以手渍入，约半食顷，取出令干，须臾再渍，约三四次，干后涂以猪羊脑即效。或以五倍子末与牛骨髓调和，填内缝中亦效。

油灰指甲

每日取凤仙花，连根蒂叶捣敷指甲上，用布包好，一日一换，月余即愈。

指掌皮厚

手指手掌厚如铁，苦参酒煎服，外用苦参末，酒敷极效。

手丫指痛

手丫指痛不可忍，用通草研末，生鸡蛋白调敷即愈。

腋臭秘方

正旦以小便洗腋下，即不臭。或以鸡舌香、藿香、青木香、胡粉各二两为散，绵裹之内腋下，亦效。又方，用蒸饼一枚，劈分为二，入蜜陀僧细末一二钱，夹在腋下，略睡片时，候冷药去，如系一腋孤臭，只用一片夹之。又方，麝香一分，胆矾二分，水粉三分，田螺二个，将螺厴起开，以各药入螺中，越宿，螺肉化为水，即将此水搽腋下，其臭从大便出，宜埋土内，恐人闻之头眩也，此方极效，不可轻视。又方，顶大蜘蛛一个，或小蜘蛛两个亦可，用黄泥包裹，火内烧红，取出候冷，去泥，加轻粉一钱，共研末，日搽数次，轻者二日即愈，重则三四日必断根，真简便神方也。

肉刺秘方

以黑木耳取贴之，自消烂，又不痛。宜以汤浸木耳，软乃用之。

疣目秘方

疣目者，谓各部有疣子似目也。可用苦酒渍石灰六七日，取汁点疣上，小作疮，即落。

去黑病方

晚间临睡时用暖浆水洗面，以布揩黑子令赤痛，挑动黑子，水研白旃檀，取浓汁涂其上，旦复以暖浆水洗面，仍以鹰屎粉其上。

除毛虱方

凡男女阴毛及腋毛等处常生有一种八角形之虫，名曰角虫，往往深入肌理，瘙痒异常。可用百部末研粉，渍上好酒中一宿，用以涂搽极效。或用除头虱之水银膏搽之亦效。

鸡眼秘方

先将鸡眼以利刀剔开，次乃以生石灰糯米尖湿碱共研末，用冷水少许调和，经二三时即成糊，每晚临睡搽少许，数日即愈。又方，真乌梅肉捣烂，入醋少许，加盐水调匀，贴之即消。又方，荸荠一枚，荞面一钱，共捣融贴上，一昼夜自落。又方，乳香一钱，轻粉五分，黄丹（水飞净）三分，生橄榄核三个（烧枯存性），上共研细末，香油调敷，甚效。又方，地骨皮、红花二味等分研细敷之立愈。

脚汗秘方

莱菔煎汁，时时洗之，自愈。

脚底起泡

行路脚底起泡，可用生灰面水调敷，一夜即平。

脚底开裂

蛇蜕、乱头发、猪脂各二两，清水十二碗，用铁锅置露天下熬煎，以棍频搅，至水气全去，蛇蜕与发无形，再入黄蜡四两，俟蜡化倾入磁钵，待其自凝，先以湿汤洗足，睡时敷满裂缝，立能定痛润燥。

脚缝出水

黄丹三钱，花蕊石一钱。共研细末掺之，即止水。

脚丫湿烂

蜜陀僧一两，熟石膏、枯矾各二钱，轻粉一钱。上共研细末，湿者干敷之，干者香油调敷之。

脚丫奇痒

痒则用硫磺搽之，搽后再用硫磺厚敷，布包穿袜，一日一换，数日断根，切不可用手抓擦。

脚甲肿烂

脚甲肿烂疼痛，或因剪甲伤肉，或因甲长入肉，肿烂不改甚至五指俱烂，延至脚背，脓泡四起，痛不可忍。先用陈皮煎水洗净脓血，久洗，甲自离肉，轻轻剪去，再用绿矾烧至汁尽，研末，冷透火气，厚敷烂处，用绀包好，每日一换，换二三次后，不必再换，如有脓泡之处，擦破敷之，敷时务必忍痛，十日即愈，屡试如神。

脚冷如冰

生附子二钱，好酒曲三钱，共为末，烧酒调敷足心甚妙。